Martin Mbavu

Maladies cardiovasculaires, diabète et alimentation

AF138540

Martin Mbavu

Maladies cardiovasculaires, diabète et alimentation

Situation au Gabon

Éditions universitaires européennes

Impressum / Mentions légales
Bibliografische Information der Deutschen Nationalbibliothek: Die Deutsche Nationalbibliothek verzeichnet diese Publikation in der Deutschen Nationalbibliografie; detaillierte bibliografische Daten sind im Internet über http://dnb.d-nb.de abrufbar.

Information bibliographique publiée par la Deutsche Nationalbibliothek: La Deutsche Nationalbibliothek inscrit cette publication à la Deutsche Nationalbibliografie; des données bibliographiques détaillées sont disponibles sur internet à l'adresse http://dnb.d-nb.de.

Coverbild / Photo de couverture: www.ingimage.com

Verlag / Editeur:
Éditions universitaires européennes
ist ein Imprint der / est une marque déposée de
OmniScriptum GmbH & Co. KG
Heinrich-Böcking-Str. 6-8, 66121 Saarbrücken, Deutschland / Allemagne
Email: info@editions-ue.com

Herstellung: siehe letzte Seite /
Impression: voir la dernière page
ISBN: 978-3-8416-7934-5

TABLE DES MATIERES

Introduction

Le Gabon est l'un des pays dont la majorité de la population vit en villes ; cette population, influencée par des groupes locaux et internationaux de l'industrie alimentaire, a radicalement modifié ses habitudes alimentaires et a désormais tendance à consommer des produits sucrés raffinés et des aliments riches en graisse, hautement énergétiques et à forte teneur en sel. Les boissons sucrées, l'alcool et les produits prêts à être consommés ont la faveur du public et bouleversent l'alimentation familiale traditionnelle. Aucun programme nutritionnel n'est appliqué aux zones urbaines.

Le nombre d'accidents vasculaires cérébraux, de cardiopathies coronariennes, de cas de diabète, de cancer (du côlon, du rectum, de la prostate, du foie, du sein, de l'œsophage…), de l'hypertension artérielle et autres maladies des pays développés ne cesse d'augmenter dans les pays en développement en général et au Gabon en particulier. Les zones urbaines se trouvent ainsi confrontées au double problème de la malnutrition et de la suralimentation, cette dernière ayant tendance à augmenter le risque des maladies cardio-vasculaires. Les femmes qui ne travaillent pas ou qui passent toutes les journées à vendre tout en étant assises deviennent obèses par manque d'exercice physique.

Les maladies cardio-vasculaires que l'on rencontre le plus fréquemment sont l'athérosclérose oblitérante, la thrombose artérielle, l'hypertension artérielle, les accidents vasculaires-cérébraux, etc. Pour ce qui est du Gabon, les différentes études montrent que les maladies les plus fréquentes par ordre d'importance sont l'hypertension artérielle, l'insuffisance cardiaque et l'accident vasculaire cérébral. Enfin, le diabète constitue un véritable problème de santé publique car, avec une prévalence de 5% pour une population d'à peine 1.500.000 habitants, les chiffres deviennent alarmants. Des mesures doivent être prises dès maintenant pour endiguer la marée montante du diabète et introduire des stratégies de soins et de traitement d'un bon rapport coût-efficacité, susceptibles d'inverser la tendance.

La lutte contre les maladies cardio-vasculaires et le diabète passe par une grande sensibilisation de toute la population quant au danger qu'ils présentent et à l'alimentation à laquelle ils sont étroitement liés.
Le présent document permettra au lecteur d'avoir une bonne compréhension du lien qu'il y a entre les maladies cardio-vasculaires et l'alimentation, ainsi qu'entre le diabète et l'alimentation afin de mettre en pratique les conseils nutritionnels donnés dans ce livre.

Par ailleurs, ce livre sera une occasion à quiconque le lira de se rendre compte que les maladies cardio-vasculaires et le diabète ne sont plus l'apanage des pays développés, mais sont devenus un problème de santé publique dans les pays dits pauvres ou à revenus intermédiaires. Le cas du Gabon est plus que parlant comme on le verra au chapitre 2 ; les chapitres 1 et 3 étant respectivement consacrés à l'alimentation et aux conseils nutritionnels.

Chapitre 1 : Alimentation et Nutrition humaines

1. Quelques définitions

- *Alimentation*: action d'alimenter, de s'alimenter.
- *Aliment*: ce qui sert de nourriture à un être vivant.
- *Nutrition humaine* : d'après l'Organisation des Nations Unies pour l'Alimentation et l'Agriculture (FAO), *la Nutrition humaine traite des besoins nutritionnels, de la composition des aliments, de la consommation et des habitudes alimentaires, de la valeur nutritive des aliments et des rations, des rapports entre l'alimentation, la santé et les maladies, ainsi que des recherches dans ce domaine.* (Tiré de Manuel de Nutrition africaine, page 15, Editions Karthala, 1987)

2. Pourquoi mange-t-on?

Manger est une nécessité si impérieuse et si élémentaire qu'on ne songe même pas à la discuter ni à comprendre pourquoi on mange ; en effet, on mange pour :
- Avoir de la force (**énergie**)
- Etre en bonne santé (**protection contre les maladies**)
- Croître chez l'enfant et remplacer les tissus morts chez l'adulte (**croissance et réparation des tissus**)

3. Que mange-t-on?

On mange les aliments d'origine végétale et d'origine animale. Ces aliments contiennent:
- les **Glucides** (sucres) et les **Lipides** (graisses et huiles); ils sont dits **aliments énergétiques** ;
- les **Protéines (aliments de construction)** ;
- les **Sels minéraux** et les **Vitamines (aliments de protection)**.

Comme nous venons de le voir, les aliments que nous mangeons se répartissent en trois groupes :

- **Aliments énergétiques**: les céréales (riz, blé, maïs…), les tubercules, la banane plantain, la canne à sucre, l'huile de palme, d'arachides, la graisse de poulet, de porc, le beurre, le miel, etc.
Le Corps a besoin des aliments énergétiques pour assurer le fonctionnement des principaux organes : cœur, poumons, foie, reins et autres organes ; il a aussi besoin d'une certaine quantité d'énergie pour un minimum vital indispensable à la vie de tout

individu au repos. Cette dernière énergie dont le corps a besoin au repos est appelée *Métabolisme de base.*

- Aliments de construction: viande, œufs, lait, soja, haricot, petits pois, poissons, poulet, chenilles, fromage, etc.

Dans la vie, les cellules de l'organisme (que l'on peut comparer aux briques d'une maison) vieillissent et meurent ; pour les remplacer, un apport en protéines est nécessaire. Les protéines sont donc avant tout des éléments de construction et d'entretien.

- Aliments de protection: fruits (mangue, pomme, banane douce, ananas…) et légumes (feuilles vertes et tomate, carotte, gombo, aubergines, etc.).

Notre organisme est confronté chaque jour aux agressions de la part des microbes pathogènes et des radicaux libres qui le rendent vulnérable ; les sels minéraux et les vitamines sont des véritables alliés de notre système immunitaire qu'ils renforcent et permettent de lutter efficacement contre ces agressions.

A la lumière de ce qui précède, notre corps peut être comparé à une "maison" dont le soubassement (la fondation) est assuré par les aliments énergétiques, les murs sont construits et consolidés par les aliments de construction et la toiture est faite par les aliments de protection.

Pour être en bonne santé, chacun de nos repas doit être composé des aliments énergétiques, constructeurs et protecteurs. D'où la notion de repas équilibré.

4. Qu'est-ce qu'un "*repas équilibré*?"

Un repas est dit **équilibré** lorsqu'il contient les 3 groupes d'aliments (énergétiques, constructeurs et protecteurs). Un repas équilibré est donc capable de couvrir les différents besoins de l'organisme tant du point de vue quantitatif que du point de vue qualitatif. Exemple, un repas composé de riz (énergétique), de feuilles de manioc (protection) auxquelles a été ajouté du poisson fumé (construction) est un repas équilibré.

Il faut noter qu'on n'a pas besoin d'être riche pour manger au quotidien des repas équilibrés ; il suffit de tenir compte de ces trois groupes d'aliments sains lorsque l'on prépare un repas pour couvrir ses besoins quotidiens.

5. Bon état nutritionnel

"Il n'existe pas un point qui corresponde à un bon état de nutrition, mais plutôt une zone de bon état de nutrition ; si l'on s'écarte de cette zone par excès ou par défaut, on observe d'abord des anomalies biochimiques (par examen du sang) puis des signes cliniques (maladies) qui peuvent conduire, au stade ultime, à la mort." (Tiré de Manuel de Nutrition africaine, Editions Karthala, 1987).

- **Carence nutritionnelle:** c'est l'absence en quantité suffisante ou la présence en quantité insuffisante d'un ou de plusieurs éléments indispensables à l'organisme provoquant **la Malnutrition**.
- **Excès ou pléthore:** c'est un apport excessif des éléments nutritifs provoquant les maladies dites **d'excès ou de pléthore**.

- **Un bon état nutritionnel**: c'est un état dans lequel se trouve une personne en bonne santé qui mange de **manière équilibrée**.

Afin de mieux aborder la question des maladies cardio-vasculaires et du diabète, l'accent sera particulièrement mis sur l'excès ou le pléthore et non sur la carence nutritionnelle.

6. La surcharge pondérale

Il y a surcharge pondérale quand un individu pèse plus que le poids qu'il devrait avoir par rapport à sa taille et à son poids.
Etre trop gros en effet, surtout dans des proportions permettant de parler d'obésité, est nuisible à la santé. **L'obésité** peut être mise en cause dans les maladies cardio-vasculaires, le diabète, l'arthrite, les calculs biliaires et d'autres troubles gastro-intestinaux. Chez la femme elle accroît les risques de cancer de la vésicule biliaire, du sein (après la ménopause) et de l'utérus, et chez l'homme, elle augmente le risque du cancer de la prostate et du rein.
Quand peut-on commencer à parler de **poids excessif (surcharge pondérale) ou d'obésité**? La réponse à cette question est donnée à travers les explications ci-après.

a. L'indice de Masse corporelle

En divisant le poids par le carré de la taille (en mètre), on obtient un coefficient appelé **Indice de Masse corporelle** (**IMC**).

Si ce coefficient se situe entre **20 et 25**, on estime que le *poids est parfaitement normal*. S'il situe entre **25 et 30**, on estime que le *poids est excessif* et que la personne s'achemine vers l'obésité. Quant au coefficient **30**, Il signale *l'obésité vraie*. Au-delà du coefficient **40,** on parle de **l'obésité sévère**.

Exemple, une personne mesurant 1m60 et pesant 60kg a un poids normal. En effet, 1,60 x 1,60 = 2,56; et 60/2,56 = 23,4.

Mais si la personne pesait 80kg, elle serait obèse, car 80/2,56 = 31,2.

Il faut noter que les personnes dont l'Indice de masse Corporelle est égal à 18.5 ont un poids normal, contrairement à celles qui ont un IMC inférieur à 18.5 et qui sont dites maigres ou très maigres selon cet indice.

- Classification de l'indice de masse corporelle

Classification selon l'IMC	Indice de masse corporelle (kg/m^2)	Risque de maladies
Maigreur extrême	Moins de **16**	**Elevé**
Maigreur	Moins de **18,5**	**Accru**
Poids normal	**18,5 à 24,9**	**Faible**
Embonpoint[1]	**25,0 à 29,9**	**Accru**
Obésité classe 1	**30,0 à 34,9**	**Elevé**
Obésité classe 2	**35,0 à 39,9**	**Très élevé**
Obésité classe 3	**40,0 ou plus**	**Extrêmement élevé**

[1] L'embonpoint est la manifestation visible de la surcharge pondérale (définition de l'auteur du présent livre).

Source : Schéma adapté des lignes directrices pour la classification du poids chez l'adulte (Tiré de : **Hélène BARIBEAU**, "*Les bonnes attitudes et habitudes à adopter pour un poids santé*", page 7, Editeur : Passeport Santé, 2012).

- Indice de masse corporelle désirable en fonction de l'âge

<u>Age</u>	<u>Indice de masse corporelle désirable (kg/m2)</u>
19 – 24 ans	19 – 24
25 – 34 ans	20 – 25
35 – 44 ans	21 – 26
45 – 54 ans	22 – 27
55 – 64 ans	23 – 28
> 65 ans	24 – 29

Le taux de mortalité augmente avec l'augmentation de l'IMC; il est faible entre 25 et 30, modéré entre 30 et 35 et élevé entre 35 et 40.

Source : Cours sur "*Pléthore et Nutrition*", Université Internationale de Langue française au Service du Développement africain, Université Senghor d'Alexandrie (Egypte), Promotion 1992-1994.

- Limites de l'indice de masse corporelle

L'indice de masse corporelle est toutefois à manier avec précaution et ne doit pas servir de repère universel. Il ne prend pas en compte la proportion de masse musculaire, ni de masse osseuse. Il est donc inadapté pour certaines catégories des populations, en particulier les sportifs, qui se trouvent plus souvent en surpoids, alors que leur forme physique est souvent meilleure que la moyenne des individus.

b. Le tour de Taille

Plusieurs personnes avec un indice de masse corporelle correspondant à un poids santé peuvent tout de même avoir une accumulation trop élevée de graisse autour de la taille nommée obésité abdominale. Cette graisse, surtout si elle est viscérale, augmente le risque spécifique de souffrir d'une maladie cardio-vasculaire, de diabète et de faire l'hypertension artérielle. D'où l'impérieuse nécessité de mesurer adéquatement son tour de taille afin de déterminer si nos risques sont faibles, accrus ou considérablement accrus vis-à-vis de ces maladies. (Tiré de : **Hélène BARIBEAU**, "*Les bonnes attitudes et habitudes à adopter pour un poids santé*", Editeur : Passeport Santé 2012).

- Comment mesurer le tour de taille

On mesure le tour de taille avec un ruban à mesurer (ou un mètre) placé juste sous la dernière côte, au niveau du nombril, à la fin d'une expiration, sans exercer de pression sur la peau. A défaut du ruban à mesurer, utilisez une corde ou une ficelle et reportez la mesure sur une règle ou un mètre à mesurer.

- Classification du risque de maladies cardio-vasculaires et de diabète en fonction du tour de taille

Risque de maladies cardio-vasculaires et de diabète	Hommes		Femmes	
	cm	pouces	cm	pouces
Faible	<94	<37	<80	<31,5
Accru	>94	>37	>80	>31,5
Considérablement accru	>102	>40	>88	>35

Source : Schéma adapté des lignes directrices pour la classification du poids chez l'adulte (Tiré de : **Hélène BARIBEAU**, "*Les bonnes attitudes et habitudes à adopter pour un poids santé*", page 8, Editeur : Passeport Santé, 2012)

7. L'Obésité

a. Introduction

- La révolution de la betterave à sucre

Au XIXe siècle, la découverte des techniques industrielles pour transformer la betterave sucrière en sucre cristal en Europe entraîne une explosion de la production, multipliée par 1000.

Le sucre envahit tout : la pâtisserie, la boulangerie, la viennoiserie, les boissons chaudes et froides (limonade), les sauces et bien sûr la confiserie. Les bonbons deviennent le symbole de l'enfance heureuse, de la joie, de la fête (Saint-Nicolas, Noël, anniversaires...).

De produit de luxe, le sucre devient produit banal, complètement intégré à nos habitudes, et ce d'autant plus que nos organismes sont désormais « demandeurs » de glucose à chaque étape de la journée. Sans apport constant de « petit sucre » dans le café, de « petit chocolat », de chewing-gum, de bonbons et de snacks en tout genre, nous avons l'impression de déprimer.

En France, la consommation annuelle de sucre par habitant est de 35 kg. Aux Etats-Unis, elle est de 79 kg par an et par habitant.

Seuls 14 kg sont consommés directement sous forme de saccharose (sucre de table). Tout le reste provient des bonbons, sodas, gâteaux, biscuits, fast-foods et nourriture industrielle en tout genre, en particulier les sauces (ketchup) et pâtes à tartiner.

- L'obésité, symbole de la prospérité

Ce bouleversement a entraîné une kyrielle de maladies. Dès le XIXe siècle, l'obésité devient le blason de la bourgeoisie d'affaires. Ce phénomène nouveau (à cette échelle) est d'abord perçu comme un signe de prospérité, et il faudra un siècle entier pour que les mentalités évoluent, et comprennent qu'il s'agit en réalité d'un signe de maladie.
La prise de conscience se fait après la Seconde Guerre mondiale, alors que l'obésité devient un phénomène visible et inquiétant dans les villes américaines.

En 1942, le médecin américain Robert Boesler affirme que le sucre, et non le simple excès d'appétit, est responsable de l'obésité et cause de caries dentaires.

Mais les médecins s'aperçoivent que leurs mises en garde contre le sucre ne servent à rien. La consommation ne cesse de monter. Émerge dans les années 60 la théorie que le sucre serait une <u>drogue</u>.

-Le sucre, une drogue ?
En effet, l'ingestion de sucre provoque une sensation d'euphorie et de satiété. Mais après un pic de production d'insuline, le taux de sucre (glycémie) s'effondre brusquement, provoquant un mal-être, voire une sensation d'étourdissement ou cas d'hypoglycémie. Le sujet se trouve dans un état de manque addictif qui le pousse à rechercher une nouvelle prise de sucre.
Le sucre – et non la graisse – première cause d'obésité

Tiré de : « *La Lettre Santé Nature Innovation* » par Jean-Marc DUPUIS, Janvier 2015.

b. Définition

L'obésité est l'augmentation anormale de la graisse corporelle, appelée « masse adipeuse ».
Elle découle de l'absorption rapide du glucose dans les cellules au moment du pic d'insuline qui suit immédiatement la prise de sucre.

Le corps se retrouve dans cette situation bizarre où :
- les cellules sont gavées de sucre et n'ont plus d'autre choix pour le stocker que de le transformer en graisse ;
- le sang est appauvri en sucre au moment où s'installe l'hypoglycémie, poussant le cerveau à réclamer un supplément de sucre alimentaire.

Les corps gras s'accumulent dans les tissus. L'obésité s'installe.

c. Causes

- La génétique: prédisposition avec laquelle on naît.
- L'environnement: lié à l'alimentation très riche en graisse et en sucrerie, ainsi qu'à la sédentarité.

Quelques comportements alimentaires anormaux:
- **impulsion:** envie incontrôlable de consommer un aliment par la simple vue de ce dernier.

- **grignotage:** Consommation alimentaire ininterrompue caractérisée par l'absorption de petites quantités de nourriture.
- **crises de la boulimie:** une faim chronique entrainant une absorption rapide de quantités considérables d'aliments.
- Les accouchements multiples
- L'angoisse et le stress psycho affectif.

d. Types d'obésité

On distingue les formes **androïde, gynoïde et diffuse.** L'obésité androïde touche la partie haute du corps, le thorax et l'abdomen; *les complications cardio-vasculaires* en sont les plus fréquentes. Dans l'obésité gynoïde, le surpoids est surtout localisé dans le bas du corps, au niveau des fesses et des cuisses. Cette forme prédispose aux *complications ostéo-articulaires et aux varices*. Enfin, l'obésité diffuse touche à la fois le haut et le bas du corps et est la *forme la plus compliquée*.

e. Complications

Les complications liées à l'obésité sont nombreuses. En effet, l'excès de poids favorise l'athérosclérose et l'hypertension artérielle, donc à terme les accidents cardio-vasculaires, comme les thromboses, les hémorragies cérébrales et les infarctus. Il entraîne une réduction du volume respiratoire et de la mobilité du diaphragme, à l'origine de l'insuffisance respiratoire appelée *dyspnée*. La survenue de certains cancers dans les obésités massives (IMC supérieur à 33) et l'apparition des hernies favorisées par une musculature abdominale insuffisante.

Les individus obèses souffrent aussi de goutte et de calculs biliaires et ont parfois un développement insuffisant des organes génitaux. La surcharge pondérale entraîne par ailleurs une usure précoce des cartilages au niveau des membres inférieurs, responsable d'arthrose de la hanche et du genou.

Il ne faut cependant pas noircir le tableau ; toutes ces complications n'existent pas chez tous les obèses, et beaucoup d'entre eux supportent leur surpoids sans avoir des complications.

f. Prévention

- Limiter la Consommation de viande rouge à une ou deux fois par semaine pour la remplacer principalement par du poisson.
- Limiter radicalement la consommation de sucre raffiné (caché dans des aliments de luxe comme les pâtisseries et les sucreries)
- Augmenter considérablement la consommation d'aliments riches en fibres, en vitamines et en sels minéraux, comme les légumes et les fruits.
- Réduire sensiblement la consommation de chocolat et de la crème glacée.
- Eviter la sédentarité et pratiquer des exercices physiques simples (marche, abdominaux, etc.).

g. Traitement

- prophylactique
- La vie intra-utérine : la femme enceinte doit éviter trop de gras et de sucrerie car elle risque d'avoir un poids élevé et donner naissance à un bébé de poids aussi élevé ; on peut ainsi assister à des complications pendant l'accouchement et à la naissance d'un bébé prédisposé à l'obésité.
- Les 5 premières années de l'enfance : il est déconseillé de gaver son enfant afin de lui éviter l'obésité. En effet, les graisses de notre organisme sont stockées dans des cellules spécifiques (*que je peux appeler vulgairement les récipients destinés à contenir les graisses*) appelées **adipocytes**. Le nombre d'adipocytes évolue de 5 milliards à la naissance, pour augmenter rapidement la première année, s'accroître assez rapidement jusqu'à la puberté, pour atteindre à l'adolescence un chiffre voisin de celui de l'adulte, donc de 20 à 40 milliards. Si l'enfant est gavé durant ses cinq premières années de vie, il a le risque d'atteindre ce chiffre bien avant l'adolescence et dépasser les 20 à 40 milliards à l'âge adulte. Le risque de le voir devenir obèse devient alors très élevé.
- Les habitudes alimentaires doivent être changées si elles sont préjudiciables à notre santé en provoquant la surcharge pondérale et par voie de conséquence, les maladies cardio-vasculaires.

- Curatif

1° Médicaments
Les psychogènes, le potassium et la vitamine C sont mieux indiqués pour traiter l'obésité ; par contre, les diurétiques, les extraits thyroïdiens et les anorexigènes sont

contre-indiqués à cause des effets néfastes qu'ils entraînent sur la santé. Par ailleurs, l'arrêt de ces traitements est suivi d'un rebond de prise de poids.

En effet, les diurétiques ne réduisent pas la masse grasse, mais entraînent une perte d'eau et de potassium qui peut avoir des conséquences dramatiques ; il en est de même des extraits thyroïdiens qui provoquent la perte de masse musculaire et des troubles cardiaques. Enfin, les anorexigènes freinent l'appétit et la prise alimentaire.

N.B. : On trouve surtout la vitamine C dans les agrumes (citron, mandarine, orange, pamplemousse) et dans les feuilles vertes. Si l'on constate une augmentation non désirée de son poids, il est conseillé de presser un peu de citron dans chaque sauce que l'on mange afin d'éviter le stockage de graisses dans l'organisme. Il peut également se prendre le matin à jeun dans un verre d'eau. Ceci n'est qu'un simple palliatif, il faut surtout changer ses habitudes alimentaires et son rythme de vie.

- Diététique
Réduire les calories, boire de l'eau après le repas, prendre le potassium, changer le rythme de vie.

- Physique:
L'activité physique modérée telles que la marche (au moins 30min/jour et au minimum 3 fois par semaine) et la gymnastique sont bénéfiques pour combattre une prise de poids excessive. Le sport agresse l'organisme et le prépare à stocker plus de graisses une fois qu'on a cessé de le pratiquer. C'est ce qui explique le fait que beaucoup de sportifs prennent du poids une fois qu'ils ont arrêté le sport (exemple de Maradona en Argentine).

- Psychiatrique:
-Etude du comportement alimentaire : elle consiste à s'entretenir avec la personne obèse pour parvenir à comprendre les causes de son état. Il s'agit d'avoir une idée sur le rythme alimentaire (horaires et nombre de repas), la collation (nombre, nature, horaire, lieu), les facteurs qui incitent à manger plus que la normale (pause, rester à table après avoir mangé, laisser une partie de repas, présence des invités ou des visiteurs…), boissons sucrées ou gazeuses, préférences de repas (gras, maigres, salés), etc.
- Psychothérapie : il s'agit d'aider une personne obèse à s'accepter tel quel en luttant contre la culpabilité et la méfiance.

- Chirurgical:

La chirurgie de l'obésité est en plein essor. Il est vrai que les résultats de ces techniques sont impressionnants. La chirurgie de l'obésité est réservée aux personnes majeures, dont l'indice de masse corporelle est supérieure à 40 ou supérieur à 35 avec au moins une complication (diabète, problèmes articulaires...).parmi ces techniques nous pouvons citer :

- La liposuccion qui est une technique par laquelle on aspire les amas de graisse superflus se trouvant n'importe où sur le corps. Cette technique, par laquelle on pratique l'aspiration des cellules graisseuses localisées au niveau du menton, du cou, des bras, de l'abdomen, des hanches ou de la culotte de cheval, des fesses, des cuisses, des genoux et des mollets, élimine les amas graisseux souvent d'origine héréditaire. Ces amas graisseux de type héréditaire étant résistants aux différents régimes amaigrissants, la liposuccion s'impose donc comme une méthode de choix pour apporter un résultat définitif.

- La gastroplastie : Elle consiste à former une poche de très petit volume, de 15 à 50 ml, reliée par un étroit canal au reste de l'estomac, l'autre partie ne reçoit alors plus d'aliments. L'effet recherché est la disparition de la faim dès l'ingestion des premières bouchées d'un repas, et par conséquent la réduction de l'apport énergétique et du poids. Ce type de chirurgie étant jusqu'il y a quelques années assez peu pratiquée, on ne dispose pas de résultats à très long terme. En moyenne, les gastroplasties permettraient de perdre 2 ans après l'intervention 50 à 60 % de son excès de poids. Ce qui représente facilement une bonne vingtaine de kilos.

Les décès des suites de l'opération sont estimés à 0,1 à 0,3 % pour les gastroplasties et 0,5 à 1 % des courts-circuits gastro-intestinaux. Par ailleurs, les personnes ayant bénéficié d'une gastroplastie ont de grandes contraintes alimentaires. Dès que la petite poche de l'estomac est remplie, il faut attendre son évacuation par le canal pour continuer à manger, sinon inévitablement on vomit. Il faut donc apprendre à manger lentement. Une bonne mastication est indispensable afin d'éviter le blocage dans la poche de morceaux d'aliments. Les aliments longs à évacuer l'estomac sont à éviter, tout ce qui est gras notamment. Les boissons sucrées ou alcoolisées, les glaces et autres aliments semi-liquides sont déconseillés, parce qu'ils n'ont pas l'effet rassasiant des aliments solides : c'est leur consommation qui explique l'absence de perte de poids dans 20 % des "anneaux". Ils nécessitent un suivi nutritionnel et la prescription de compléments médicamenteux.

A long terme, dans 20 à 30 % des cas de gastroplasties, les vomissements dus à la consommation d'aliments solides persistent, et peuvent provoquer une inflammation de l'œsophage. Dans 5 à 20 % des cas, on assiste à une sténose (rétrécissement) du canal d'évacuation, ou à une dilatation de la petite poche gastrique. (*Informations tirées en ligne sur google*).

Comme nous l'avons indiqué à la page 8, il existe un rapport étroit entre l'alimentation et les maladies cardio-vasculaires, ainsi qu'entre l'alimentation et le diabète. En effet, plus une personne mange des aliments contenant beaucoup de graisse, d'huile et de sucre, plus elle a le risque d'accumuler de la graisse dans son organisme. Cette accumulation de graisse entraîne une augmentation de poids de manière à ce que l'individu ait un excès de poids ou une obésité. C'est justement cette dernière qui est à la base de beaucoup de maladies cardio-vasculaires et du diabète.

Toutefois, tout le monde n'est pas prédisposé à avoir un surpoids bien que pouvant accumuler la mauvaise graisse appelée mauvais cholestérol dans ses artères, mais peut souffrir de l'une ou l'autre de ces maladies.

Chapitre 2 : Les Maladies Cardio-vasculaires et le Diabète

I. Les maladies cardio-vasculaires

A- Généralités

1- Définition

Les maladies cardiovasculaires regroupent l'ensemble des maladies du cœur et des vaisseaux sanguins. Elles concernent le muscle cardiaque, les artères, les valves, les vaisseaux cérébraux et les vaisseaux des membres inférieurs et de l'aorte.

2- Faits et chiffres

- Les maladies cardio-vasculaires sont la première cause de mortalité dans le monde: il meurt chaque année plus de personnes en raison de maladies cardio-vasculaires que de toute autre cause.
- On estime à 17,3 millions le nombre de décès imputables aux maladies cardio-vasculaires, soit 30% de la mortalité mondiale totale. Parmi ces décès, on estime que 7,3 millions sont dus à une cardiopathie coronarienne et 6,2 millions à un AVC (statistiques 2008).
- Plus de 80% des décès interviennent dans des pays à revenu moyen ou faible et touchent presque également hommes et femmes.
- D'ici 2030, près de 23,6 millions de personnes mourront d'une maladie cardio-vasculaire (cardiopathie ou AVC principalement). D'après les projections, ces maladies devraient rester les premières causes de décès.

D'après le Centre des médias de l'OMS (septembre 2011), les maladies cardio-vasculaires constituent un problème de développement pour les pays à revenu faible ou intermédiaire pour les raisons suivantes :

- plus de 80% des décès par maladies cardio-vasculaires dans le monde surviennent dans des pays à revenu faible ou intermédiaire.
- les habitants des pays à revenu faible ou intermédiaire sont plus exposés aux facteurs de risque de maladies cardio-vasculaires et d'autres maladies non transmissibles et font moins l'objet d'efforts de prévention que les habitants des pays à revenu élevé.
- les habitants des pays à revenu faible ou intermédiaire souffrant de maladies cardio-vasculaires et d'autres maladies non transmissibles ont moins facilement accès à des services de santé efficaces et équitables répondant à leurs besoins (y compris des services de dépistage précoce).
- de ce fait, ils meurent plus jeunes de maladies cardio-vasculaires ou d'autres maladies non transmissibles, souvent dans leurs années les plus productives.
- les habitants les plus pauvres des pays à revenu faible ou intermédiaire sont les plus touchés. Il est amplement démontré que les maladies cardio-vasculaires et d'autres maladies non transmissibles contribuent à la pauvreté des ménages.

- au niveau macroéconomique, les maladies cardio-vasculaires prélèvent un lourd tribut sur les économies des pays à revenu faible ou intermédiaire. On estime que les cardiopathies, les accidents vasculaires cérébraux et le diabète réduiraient le PIB de ces pays qui connaissent une croissance économique rapide de 1 à 5% car beaucoup de personnes meurent prématurément.

3- Quels sont les facteurs de risque?

Les principaux facteurs de risque des cardiopathies et des AVC sont une mauvaise alimentation, un manque d'activité physique, le tabagisme et l'usage nocif de l'alcool. Ces facteurs de risque comportementaux sont responsables d'environ 80% des maladies coronariennes et cérébraux vasculaires.

Les effets d'une mauvaise alimentation ou de l'inactivité physique peuvent se manifester par de l'hypertension, une élévation du taux de glucose (*hyperglycémie*) ou du taux de lipide (*hypercholestérolémie*), un excès de poids ou une obésité, ces effets étant appelés «facteurs de risque intermédiaires» ou facteurs de risque métaboliques.

Il existe aussi un certain nombre de déterminants sous-jacents des maladies chroniques, ce sont en quelque sorte les «causes des causes». Ils reflètent l'action des principaux moteurs de l'évolution sociale, économique et culturelle: globalisation, urbanisation et vieillissement des populations. Parmi eux figurent aussi la pauvreté et le stress ainsi que des facteurs héréditaires.

4. Signes ou symptômes courants

Angoisse et essoufflement lorsqu'on fait un effort physique, douleur dans la poitrine à l'épaule ou au bras gauche lorsqu'on fait un effort physique, pouls très rapide, très faible ou irrégulier, enflure des pieds qui empire les après-midi, une douleur aiguë, comme un poids énorme dans la poitrine qui ne se calme pas vite malgré le repos (*attaque cardiaque*), arthrose (douleurs aux genoux qui peuvent s'enfler)…

5. Principales maladies cardio-vasculaires

a- Hypertension artérielle

L'hypertension artérielle (HTA) est une maladie silencieuse qui peut paraître anodine. Et pourtant, elle touche entre 30 et 40% des adultes et tue plus de 7 millions de personnes chaque année dans le monde. C'est l'un des principaux facteurs de risque vasculaire. Elle est le résultat d'une pression artérielle élevée susceptible d'endommager les vaisseaux sanguins du cœur, du cerveau, des reins et des yeux. Le système circulatoire dans son ensemble en résulte affecté parce qu'il devient de plus en plus difficile pour le sang de circuler et d'atteindre les organes cibles à partir du cœur. Elle entraine des anomalies structurales des artères qui irriguent le cerveau, le cœur, les reins et autres organes et augmente le risque d'accident vasculaire cérébral, de cardiopathie ischémique, d'artériopathie des membres inférieurs et d'insuffisance rénale chronique.

La **Pression artérielle** est la mesure de la pression du sang contre les parois vasculaires. Elle dépend de l'action du cœur, de l'élasticité des parois artérielles, du volume et de la fluidité du sang.

Pression artérielle   ou 120 mmHg
Pression diastolique   80 mmHg

Pour chaque augmentation de 10 mmHg de pression artérielle systolique ou de 5 mmHg de pression artérielle diastolique, le risque moyen de mortalité cérébro-vasculaire augmente de 40 % et le risque moyen de mortalité cardiaque de 30 %. C'est considérable !

Pourtant, il est possible de limiter les risques en adoptant, la vie durant, certaines règles d'hygiène de vie dont les cinq ci-après :

-*faire des bilans médicaux réguliers* : L'hypertension artérielle est une maladie redoutable car elle n'entraîne dans l'immense majorité des cas aucun symptôme. Elle sévit donc pendant des années, fragilisant les vaisseaux, sans que la personne ne s'en rende compte.

-*réduire la pression artérielle en mangeant mieux et moins salé* : une alimentation trop salée contribue à faire augmenter la pression artérielle, par des mécanismes encore mal connus. De même, l'ensemble de l'alimentation peut avoir une influence sur la tension artérielle. Pour ce faire, il faut limiter les plats préparés et la nourriture industrielle, les biscuits apéritifs, chips et autres snack ; réduire les apports en charcuterie, fromage, pain, et autant d'aliments contenant du sel « caché » ; et, enfin, éviter de resaler les aliments à table.

-*maintenir un poids santé* : en effet, le surpoids est un facteur de risque cardiovasculaire, mais il augmente aussi directement le risque d'hypertension artérielle. Dans l'idéal, il faut maintenir son indice de masse corporelle entre 18,5 et 25, et une circonférence abdominale inférieure à 102 cm pour les hommes et à 88 cm pour les femmes.

-se mettre au sport et au zen : la pratique régulière d'une activité physique contribue à abaisser la pression artérielle. De manière générale, il est donc conseillé d'effectuer au moins 30 minutes d'activité physique d'intensité modérée, 3 fois par semaine et ce, en plus des activités quotidiennes. Les activités conseillées en priorité sont la marche, le jogging, le vélo et la natation.

-alcool avec modération et tabac zéro : consommer beaucoup d'alcool entraîne une augmentation de la pression artérielle, par plusieurs mécanismes dont une action directe de l'alcool sur les muscles des vaisseaux (qui deviennent plus « résistants ou rigides»). Quant au tabac, il a lui aussi une influence sur la pression artérielle, puisqu'il provoque une perte d'élasticité des artères. Fumer une seule cigarette entraîne une augmentation de la pression sanguine pendant 20 à 40 minutes. Les fumeurs sont plus sujets à l'hypertension (au-delà de 15 cigarettes par jour surtout), le traitement est moins efficace chez eux, et la combinaison tabagisme et hypertension est un cocktail dangereux pour le système cardiovasculaire.

b- Accidents vasculaires cérébraux (AVC)

L'accident vasculaire est un arrêt brutal de la circulation sanguine au niveau du cerveau. Il est dû soit à un caillot dans l'artère (et c'est le cas des trois fois sur quatre), soit à une hémorragie, sorte de rupture des parois du vaisseau.

On distingue ainsi deux grands types d'AVC : les AVC hémorragiques, dus à une rupture d'un vaisseau sanguin, et les AVC ischémiques («infarctus cérébraux ») consécutifs à l'obstruction d'une artère cérébrale. Ils sont fréquents et graves, et représentent une cause majeure de handicap et constituent la deuxième cause de démence (après la maladie d'Alzheimer) et la troisième cause de mortalité.

Les trois principaux symptômes d'un AVC sont un trouble de la parole, l'inertie d'un membre et la paralysie du visage. Mais cela peut aller de symptômes légers comme des céphalées (un **mal de tête brutal**, intense et inhabituel), de la pâleur, ou des vomissements, jusqu'à l'hémiplégie ou le coma.

L'hémiplégie et l'aphasie (trouble du langage oral et écrit, affectant l'expression et la compréhension) sont les principales séquelles après un AVC:
-la majorité des patients récupère leur capacité à marcher (plus ou moins « bien »);
-chez environ un tiers des patients une aphasie sévère limitant la communication persiste;
-un autre tiers récupère suffisamment pour communiquer correctement;
-le dernier tiers ne montre que des séquelles discrètes.

Les facteurs de risque sont entre autres :
- <u>facteurs irréversibles</u>: âge (le risque augmente avec l'âge) ; <u>sexe</u> (masculin ou en cas de <u>ménopause</u> précoce chez la femme) ; facteurs génétiques (<u>hérédité</u>)
- <u>facteurs évitables ou curables</u>: Hypertension artérielle, diabète, tabagisme, hypercholestérolémie, obésité, sédentarité, stress.

La prévention consiste à pratiquer de manière régulière l'<u>exercice physique</u> adapté à chaque personne tel que la marche, le vélo ou la natation; à mener une <u>action sur l'obésité</u>; à lutter contre le <u>tabagisme</u>; à voir de <u>bonnes pratiques alimentaires</u> (peu de sel, de graisses et d'huiles; et, enfin, à consommer plus de fruits, de légumes, du poisson que de la viande grasse…)

c- Insuffisance cardiaque
L'insuffisance cardiaque (IC) est définie comme une anomalie structurelle ou fonctionnelle du cœur conduisant à un apport en oxygène insuffisant pour répondre aux besoins métaboliques des différents organes.

d- Artériosclérose
Il existe trois formes principales : l'artériosclérose de l'intima ou *athérosclérose*, caractérisée par le dépôt des plaques graisseuses (dites d'athérome) dans la partie la plus interne des vaisseaux sanguins ; l'artériosclérose de Mönckeberg ou *sclérose de la média*, caractérisée par l'atteinte de la couche médiane des artères (média) et des calcifications de celles-ci ; la sclérose artériolaire ou *sclérose des artérioles*.

e- Infarctus du myocarde
L'infarctus du myocarde est défini comme une diminution de l'apport en oxygène aux cellules du muscle du cœur, responsable de la mort de ces cellules et donc de la destruction d'une partie du muscle cardiaque.
L'infarctus du myocarde fait souvent suite à une angine de poitrine qui constitue en quelque sorte un signe d'alerte. C'est une maladie malheureusement très fréquente, qui prédomine chez l'homme et apparaît en priorité chez les sujets ayant des facteurs de risque cardiovasculaires tels que le tabac, l'obésité, l'existence d'un diabète, d'un taux élevé de cholestérol et d'une hypertension artérielle.

L'infarctus du myocarde est donc une affection fréquente et grave. Elle implique une prise en charge urgente en milieu hospitalier spécialisé avec un traitement bien codifié. Le but du traitement est de faciliter l'irrigation sanguine du muscle cardiaque.

f- Arythmie cardiaque ou Trouble du rythme cardiaque

L'arythmie cardiaque désigne un défaut de la régularité des battements du cœur, habituellement causé par des anomalies du système de conduction des impulsions qui commandent ces battements, affectant aussi bien le cœur sain que le cœur malade.

g- Malformations congénitales

Toute anomalie constitutionnelle qui apparaît dès la naissance d'un individu constitue ce qu'on appelle une malformation congénitale.

On distingue donc, d'une part, les malformations majeures – qui sont incompatibles avec la vie ou qui handicapent plus ou moins lourdement l'individu –, et, d'autre part, les malformations mineures, qui se révèlent sans conséquence sérieuse.

6. Ampleur

Comme nous l'avons souligné à la page 13, les maladies cardio-vasculaires et le diabète sont la première cause de mortalité dans le monde ; ce sont des maladies qui affectent un grand nombre de personnes aujourd'hui. Par ailleurs, plus de 80% des décès interviennent dans des pays à revenu moyen ou faible et touchent presque également hommes et femmes. Par conséquent, aucune classe de quel que niveau social que ce soit n'est épargnée. Elles sont donc dangereuses et redoutables. (OMS, septembre 2011)

7. Causes

- Prédispositions biologiques
- Conditions de vie
- Environnement
- Comportement individuel

8. Prévention et traitement

Un chirurgien cardiaque américain du nom de **Dr Dwight Lundell**, s'est confessé en ces termes : « *Nous les médecins, avec toute notre expérience et notre autorité, nous devenons souvent très présomptueux et avons du mal à reconnaître nos torts. Alors voilà, j'admets ouvertement que je me suis trompé. En tant que chirurgien cardiaque* *avec 25 ans d'expérience, ayant réalisé plus de 5 000 opérations à cœur ouvert, le jour est venu de corriger mes erreurs sur la base de preuves médicales et scientifiques.* »

Il a, à cet effet, expliqué qu'il a enfin découvert qu'un *régime alimentaire de produits frais, naturels, non transformés, dans le cadre d'un mode de vie sain, avec un exercice physique modéré (promenades régulières) permet de prévenir et même de soigner* les maladies cardiaques, l'hypertension, le diabète et la maladie d'Alzheimer.

Un mode de vie plus actif, y compris à un âge moyen ou avancé, est associé à des taux moins importants de décès par maladies cardio-vasculaires.

En outre, la relation trouvée entre l'activité physique et les MCV est continue : plus la personne est active et moins le risque est important. Les plus grandes différences de risque ont été trouvées entre les personnes complètement sédentaires et celles qui sont modérément actives. D'où la nécessité d'adopter une hygiène de vie moins sédentaire.

D'autre part, les individus peuvent réduire le risque qu'ils encourent de développer une maladie-cardio-vasculaire en ayant une activité physique régulière, en évitant la consommation de tabac et le tabagisme passif, en privilégiant un régime alimentaire riche en fruits et en légumes, en consommant le moins possible de denrées riches en graisses, en sucre et en sel et en se maintenant à un poids sain.

Enfin, d'après l'OMS, ces maladies peuvent être prévenues et contrées par une action globale et intégrée:

-L'action globale suppose la combinaison d'approches visant à réduire les risques pour l'ensemble de la population et de stratégies ciblant les individus à haut risque ou présentant une maladie déjà établie.

-Les interventions à l'échelle d'une population pour réduire les maladies cardio-vasculaires sont par exemple des stratégies complètes de lutte anti-tabac, des politiques de taxation des produits alimentaires riches en graisses, en sucre et en sel, des projets d'aménagement de chemins piétonniers et de pistes cyclables pour augmenter l'activité physique de la population et la fourniture de repas sains dans les écoles.

-Les approches intégrées visent essentiellement les principaux facteurs de risque communs à une série de maladies chroniques, telles que les MCV, les diabètes et les cancers, à savoir une alimentation malsaine, l'inactivité physique et le tabagisme.

Dans son livre intitulé "*Pourquoi les animaux n'ont pas d'attaque cardiaque... mais les hommes, si*", le Docteur Matthias RATH indique que **les animaux n'ont pas d'infarctus** *parce qu'ils fabriquent de la vitamine C qui protège leurs parois vasculaires. Chez les humains, incapables d'en produire, une carence les affaiblit. Les maladies cardio-vasculaires sont une forme précoce de scorbut. Des études cliniques* *ont prouvé qu'une consommation quotidienne et optimale de vitamines et de nutriments essentiels stoppe de façon naturelle la progression des MCV et les fait régresser.*

Nous savons en outre qu'une longue cuisson entraine la perte de la vitamine C ; de même, le fait de couper, de meurtrir, d'exposer les légumes et les fruits à l'air cause beaucoup de perte et une oxydation rapide ayant comme conséquence la formation des **radicaux libres**. Or, les radicaux libres sont responsables des maladies et du vieillissement précoce. Aussi préconisons-nous la consommation de **compléments alimentaires**, des fruits frais et **la cuisson rapide des légumes** dans peu d'eau bouillante et dans des récipients bien fermés.

Un complément alimentaire est un produit destiné à être ingéré pour pallier aux insuffisances réelles ou supposées de l'alimentation quotidienne. Il est très riche en nutriments et principes actifs majeurs absolument indispensables au bon fonctionnement de notre « usine biologique » et au bon rétablissement de ses différentes fonctions quand celles-ci sont perturbées. Il peut se présenter sous forme de comprimés ou gélules (ex. les comprimés d'ail-thym), ou encore sous forme buvable (ex. le gel d'Aloès).

Dans son nouvel ouvrage «*Pourquoi les animaux n'ont pas d'attaque cardiaque… mais les hommes, si* », le Dr Matthias RATH développe les 10 points essentiels de son programme, qui est maintenant suivi par plus de 20.000 américains.
Nous les résumons pour vous ci-dessous :

-Soyez conscient de la taille et de la fonction de votre système cardiovasculaire :
Vous avez plus de 100.000 Kms (kilomètres !) de vaisseaux sanguins et votre cœur bat plus de 100.000 fois par jour. Optimiser votre santé cardiovasculaire bénéficiera à tous vos organes et à votre santé globale.
-Stabilisez les parois de vos vaisseaux sanguins :
Les lésions de ces parois sont les causes premières des maladies cardiovasculaires. La Vitamine C est le ciment de ces parois et leur stabilisateur. Les animaux ne souffrent pas du cœur parce que leur foie fabrique suffisamment de vitamine C pour protéger leurs vaisseaux. Les humains développent des dépôts qui conduisent aux crises cardiaques et aux attaques parce qu'ils ne fabriquent pas leur propre vitamine C et en trouvent trop peu dans leur alimentation.
-Éliminez les dépôts d'athérome dans vos artères sans chirurgie :
Le cholestérol et les **triglycérides** se déposent sur les parois des artères grâce à un "adhésif" biologique, la lipoprotéine (a). Il existe des "agents Téflon" qui désolidarisent ces dépôts. **Les acides aminés Lysine et Proline, avec la vitamine C, aident à éliminer naturellement les dépôts d'athérome.**
-Relaxez les parois de vos vaisseaux :

Les dépôts d'athérome et les spasmes des vaisseaux sanguins sont la cause de l'hypertension. **La supplémentation en Magnésium (l'antagoniste naturel du calcium) et en vitamine C relaxent les parois des vaisseaux et normalisent la tension.** L'acide aminé Arginine peut également vous être utile.

-Optimisez la performance de votre cœur :
C'est le moteur de votre système cardiovasculaire. Comme le moteur de votre voiture, il lui faut du carburant. Les **carburants naturels des cellules du cœur sont le Coenzyme Q10, la Carnitine, les vitamines B ainsi que d'autres nutriments et éléments trace.** La supplémentation régulière avec ces nutriments contribue à régulariser et à optimiser l'activité du cœur.

-Protégez votre pipe-line cardiovasculaire de la rouille :
La rouille (l'oxydation) endommage votre système et accélère son vieillissement. La vitamine C, la vitamine E, le Béta-carotène et le sélénium sont les antioxydants naturels les plus importants. **Le Pycnogénol, un bio flavonoïde, est également très efficace.** Vous devez aussi bien sûr cesser de fumer car cela accélère considérablement l'oxydation des parois de vos vaisseaux.

-Faites de l'exercice régulièrement :
Un entraînement d'intensité modérée (comme la marche ou la bicyclette), mais régulier, est à la portée de tout le monde et c'est un élément important de tout programme cardiovasculaire.

-Mangez raisonnablement :
L'alimentation de nos ancêtres était beaucoup plus riche en fruits, en légumes et en fibres que la nôtre. C'est à elle que notre métabolisme est adapté. Modifiez vos habitudes en conséquence.

-Trouvez le temps de vous reposer :
Le stress physique et émotionnel est un facteur de risque important. Le stress puise aussi dans vos réserves de vitamine C et d'autres nutriments.
Trouvez le temps de vous relaxer et prenez les suppléments nutritionnels nécessaires.

-Commencez maintenant ! :
L'épaississement des parois des vaisseaux sanguins n'est pas un problème réservé aux personnes âgées. **Des études ont démontré que les premiers dépôts d'athérome se développaient avant l'âge de 20 ans. Plus tôt vous commencerez à protéger votre système cardiovasculaire, mieux vous vous porterez et plus longtemps vous vivrez !**
(**01 Février 1998**) Revue Nutra-News

B- Etat des lieux sur les maladies cardio-vasculaires au Gabon

1. Données préliminaires sur l'Afrique Subsaharienne

Une étude intitulée *"Urgences cardiovasculaires en Afrique Subsaharienne= Cardiovascular emergencies in Subsaharan Africa"* a été menée dans plusieurs capitales ouest africaines et de l'Afrique centrale ; *un total de 665 patients ont été inclus dans sept centres participants dans sept pays différents : 417 en zone de savane (Dakar, Nouakchott, Ouagadougou, N'Djamena) et 248 en zone de forêt (Abidjan, Libreville, Yaoundé). La prévalence croissante des maladies cardiovasculaires en Afrique subsaharienne et la morbi-mortalité qui en résultent ont été établies. Beaucoup de ces affections se présentent comme des urgences. Le but de cette première étude multicentrique subsaharienne était d'évaluer les causes, les prises en charge et l'évolution des urgences cardiovasculaires dans l'environnement africain.* Les résultats ont montré que trois causes immédiates des urgences étaient prépondérantes : hypertension sévère (32,2 %), insuffisance cardiaque NYHA IV (27,5 %) et accident vasculaire-cérébral (20,3 %). De même, l'étude a montré que l'hypertension était plus fréquente en zone de forêt, zone dans laquelle se trouve le Gabon.

Auteurs : (BERTRAND E. [1 2] ; MUNA W. F. T. [3] ; DIOUF S. M. [4] ; EKRA A. [5] ; KANE A. [4] ; KINGUE S. [3] ; KOMBILA P. [6] ; MBAISSOROUM M. [7] ; NIAKARA A. [8] ; OULD EBA A. [9] ; SIDI AL A. O. [10] ; YAPOBI Y.)

Affiliation(s) du ou des auteurs / Author(s) affiliation(s) :
[1] Faculté de médecine d'Abidjan, COTE D'IVOIRE
[2] CHU Marseille, France
[3] CHU Yaoundé, CAMEROUN
[4] CHU Dakar, SENEGAL
[5] Institut de cardiologie d'Abidjan, COTE D'IVOIRE
[6] CHU Libreville, GABON
[7] Hôpital national, N'Djamena, TCHAD
[8] CHU Ouagadougou, BURKINA FASO
[9] Hôpital national de Nouakchott, MAURITANIE
[10] Département statistique, ministère de la Santé, Nouakchott, MAURITANIE

2. Données sur le Gabon

a -Une étude menée en 2012 au Gabon sur la « Prévalence des affections cardiovasculaires en *population générale au Gabon* » a été effectuée dans la région de Ntoum (8765 habitants) ; elle a inclus tous les sujets supérieurs ou égaux à 40ans ; elle comportait la recherche des antécédents et facteurs de risque cardiovasculaire, l'administration de questionnaires pour l'angor et la claudication, un examen clinique avec une prise de pression artérielle aux deux bras et la palpation des pouls des membres inférieurs.

Les résultats obtenus à partir d'un échantillon de 736 sujets (313 hommes, 423 femmes) ont montré que la prévalence de l'hypertension artérielle était élevée (entre 50 à 60ans, 47,7 % pour les hommes et 53,7 % pour les femmes). Par ailleurs, la prévalence d'une affection cardiovasculaire était de 13,3 % (98 sujets) ; pour les hommes et les femmes, elle s'élevait respectivement à 14,7 % et 11,5 %, et à 11,5 % et 8,9 % pour les personnes nouvellement identifiées.
Auteurs : Edgar Brice Ngoungou, Victor Aboyans, Philomène Kouna, Roger Makandja, Jean Emmanuel Ecke Nzengue, Carine Ndong Allogho, Marc Laskar, Pierre-Marie Preux, Philippe Lacroix.

b -De juillet 2012 à janvier 2013, nous avons mené une autre étude sur les maladies cardio-vasculaires à Libreville, au Gabon, auprès de 130 personnes dont 40 professionnels de la santé (médecins, infirmiers et sages-femmes) et 90 non professionnels. Les maladies les plus fréquentes, les causes principales et l'ampleur de ces maladies ont été établies. Le but de cette étude était justement de déterminer les maladies les plus fréquentes, leurs causes principales et comment mener la lutte. Un questionnaire a été élaboré à cet effet afin de permettre aux participants de ressortir toutes les informations recherchées.

Les résultats de cette étude ont montré que l'hypertension artérielle (80% des professionnels de la santé et 67% des non professionnels) est de loin la maladie la plus fréquente au Gabon. Ceci corrobore les résultats de l'étude sur les "*Urgences cardiovasculaires en Afrique Subsaharienne= Cardiovascular emergencies in Subsaharan Africa*" menée dans plusieurs capitales ouest africaines et de l'Afrique centrale ci-haut citée ainsi que ceux de l'étude menée dans la région de Ntoum qui ont montré que la prévalence de l'hypertension artérielle était élevée.

Viennent ensuite, dans notre étude, l'insuffisance cardiaque (50% des professionnels seulement, les non professionnels n'ayant pas cité cette maladie) et les accidents vasculaires cérébraux (25% des professionnels et 28% des non professionnels). Les moins fréquentes (d'après les participants à l'enquête) sont notamment l'athérosclérose et l'infarctus du myocarde, et dans une moindre mesure les valvulopathies et la péricardite.

Pour ce qui est des principales causes, les participants à l'enquête ont cité l'alimentation, l'obésité, la sédentarité et le stress comme étant les principales causes des maladies cardio-vasculaires au Gabon. Les causes secondaires sont le tabac, la mauvaise hygiène de vie, l'hérédité et le diabète.

Quant à la prévention, d'après les professionnels de la santé, l'information et la sensibilisation constituent les principales mesures préventives contre les maladies cardio-vasculaires. Par ailleurs, l'activité physique, les repas équilibrés et l'augmentation du nombre de spécialistes ont été cités comme moyens préventifs. Par contre, les non professionnels pensent que le sport est le moyen le plus important pour éviter ces maladies.

Conclusion : Comme l'a affirmé le Pr Donatien Mavoungou (selon Agence Science-Presse en 2005), les maladies cardiovasculaires sont en nette augmentation au Gabon chez les adultes comme chez les jeunes.

"En terme de prévalence, il y a 25 ou 30 ans, lorsqu'on parlait d'hypertension, certaines personnes affirmaient que cela n'existait pas au Gabon. Or aujourd'hui en milieu scolaire, un enfant sur deux est diabétique ou hypertendu sans le savoir".

Les maladies cardio-vasculaires sont devenues un véritable problème de Santé publique au Gabon ; aussi pensons-nous qu'une approche globale et intégrée de lutte contre ces maladies pourrait largement contribuer à réduire leur incidence au niveau national.
Auteur : Martin Mbavu

II. Le diabète

A. Généralités

1. Définition

Le diabète est une maladie chronique qui apparaît lorsque le pancréas ne produit pas suffisamment d'insuline ou que l'organisme n'utilise pas correctement l'insuline qu'il produit. **L'insuline** est une hormone secrétée par le pancréas qui aide le sucre (glucose) à quitter le sang en direction des cellules de l'organisme afin que celles-ci l'utilisent comme « carburant » (tiré de : La Fédération internationale du diabète : *Diabète*, 1999, 6 pages en ligne sur google).

En effet, Gavées de sucre, les cellules perdent progressivement leur sensibilité à l'insuline, une hormone fabriquée par le pancréas, qui leur commande d'absorber le sucre sanguin. Elles refusent d'intégrer davantage de glucose, le taux de glucose sanguin monte (hyperglycémie) et c'est bientôt le diabète de type 2 (diabète sucré) dont nous parlerons à la page 54.

L'**hyperglycémie**, ou concentration sanguine élevée de sucre, est un effet fréquent du diabète non contrôlé qui conduit avec le temps à des atteintes graves de nombreux systèmes organiques et plus particulièrement des nerfs et des vaisseaux sanguins.(Tiré de « OMS : *Aide-mémoire N°312*, Septembre 2011)».

2. Unités conventionnelles

*La glycémie (du mot grec **glukus** qui veut dire doux et **haima** qui veut dire sang) est le taux de glucose dans le sang* ; elle est exprimée en **grammes/litre** ou en **millimoles/litre**.

Une glycémie est considérée comme **normale**, si la valeur est comprise entre **0,7g/l (soit 3,90 mmol/l)** et **1,1g/l (soit 6,1 mmol/l)**

Pour convertir les grammes/litre en millimoles/litre ou vice versa, on procède de la manière suivante :

- La conversion des g/l en mmol/l est obtenue en multipliant les g/l par 5,5 : **g/l x 5,5 = mmol/l**
- La conversion des mmol/l en g/l est obtenue en multipliant les mmol/l par 0,18 : **mmol/l x 0,18 = g/l**

Chez l'homme, la glycémie est très finement régulée. Les valeurs de glycémie varient selon l'état nutritionnel (et le stress), en particulier la différence entre la glycémie à jeun et la glycémie post-prandiale (c'est-à-dire après un repas). Elle varie aussi en fonction de l'âge et en cas de gestation principalement.

Ainsi, à partir de 2006, une glycémie est considérée comme normale si elle est comprise entre *0,74 g/l* (soit *4,07 mmol/l*) et *1,06 g/l* (soit *5,94 mmol/l*), avec une moyenne de *0,85g/l* (soit *4,675 mmol/l*). Une glycémie post-prandiale (après un repas) peut aller jusqu'à *1,8 g/l* (soit *10 mmol/l*).

Si la glycémie est trop élevée, on parle d'**hyperglycémie**. Si elle est trop basse, on parle d'**hypoglycémie**.
Attention :
- La glycémie à jeun ne mesure pas bien la maîtrise du diabète.
- L'hémoglobine glyquée (**HbA1c**) qui est le témoin de la moyenne des glycémies des deux derniers mois, permet de bien mieux mesurer le diabète que la glycémie à jeun.
- Il est recommandé de doser l'HbA1c tous les trois mois.

Des appareils portatifs à électrode jetable (« **glucomètres** ») permettent de mesurer la glycémie de façon indolore et peu coûteuse.
<u>Source</u> : Tiré en ligne sur google.

3. Quelques chiffres

a- Dans le monde (en 2012)
-Nombre de diabétiques : **371 millions**
-Nombre de cas non diagnostiqués : **187 millions**
-Nombre de morts dus au diabète : **4,8 millions**
-Dépenses consacrées au diabète : **471,6 billions de dollars**
-**4 personnes sur 5** atteintes de diabète habitent dans des pays à revenu faible ou intermédiaire.
-**La moitié des décès** imputables au diabète surviennent chez des personnes **âgées de moins de 60 ans.**

b- En Afrique subsaharienne
-Nombre de personnes touchées : **14 millions,** un chiffre qui s'élèvera en 2030 à **28 millions**
-**La moitié** des personnes atteintes de diabète **ne sont pas conscientes** de leur condition.
-Taux de diabétiques : **4,3% des adultes**
-Nombre de décès imputables au diabète en 2012 : **401 276 personnes**

4. Types de diabète

Lorsqu'une personne souffre du diabète, soit son pancréas ne produit pas l'insuline dont elle a besoin (*diabète de type 1*), soit son organisme est incapable d'utiliser efficacement l'insuline secrétée (*diabète de type 2*).

a- Diabète de type 1:
Le diabète de type 1 (précédemment connu sous le nom de diabète *insulino-dépendant* ou *juvénile*) est caractérisé par une production insuffisante d'insuline et exige une administration quotidienne de cette dernière. La cause de diabète de type 1 n'est pas connue, et en l'état des connaissances actuelles, il n'est pas évitable:

Les symptômes sont les suivants: excrétion excessive d'urine (polyurie), sensation de soif intense (polydipsie), faim constante, perte de poids, altération de la vision, malaises dus à l'hypoglycémie, haleine à l'odeur fruitée de pomme verte caractéristique de l'acétone et fatigue. Ces symptômes peuvent apparaître brutalement ou ne pas être perçus à temps ; dans ce cas, la maladie peut évoluer jusqu'au coma par acidocétose (coma diabétique).

b- Diabète de type 2
Le diabète de type 2 (précédemment appelé diabète *non insulino-dépendant* ou **diabète de la maturité** résulte d'une mauvaise utilisation de l'insuline par l'organisme. Le diabète de type 2 représente 90% des diabètes rencontrés dans le monde. Il est en grande partie le résultat d'une surcharge pondérale et de la sédentarité.

Ses symptômes peuvent être les mêmes que ceux du diabète de type 1 mais sont souvent moins marqués. Il s'agit entre autres d'une envie fréquente d'uriner (surtout la nuit), d'une augmentation de la faim et de la soif avec une sensation de bouche sèche, d'une somnolence excessive (surtout après les repas), d'une vision trouble et des infections bactériennes ou à champignons plus fréquentes (infections urinaires, vaginites…). La maladie peut être diagnostiquée plusieurs années après son apparition, une fois les complications déjà présentes.

Récemment encore, ce type de diabète n'était observé que chez l'adulte mais on le trouve désormais aussi chez l'enfant.

c- Diabète gestationnel

Le diabète gestationnel, appelé aussi "diabète de grossesse", survient chez la femme enceinte vers la fin du 2e trimestre. Il peut durer le temps de la grossesse ou être révélateur d'un diabète antérieur.

Selon la définition de l'OMS : «le diabète gestationnel est un trouble de la tolérance glucidique conduisant à une hyperglycémie de sévérité variable, débutant ou diagnostiqué pour la première fois pendant la grossesse.»

Comme pour le diabète, le diabète gestationnel est une intolérance aux glucides, c'est à dire un trouble de la régulation du glucose (glycémie) entraînant un excès de sucre dans le sang ou **hyperglycémie chronique**.

Sous le terme de diabète gestationnel, on regroupe deux populations différentes :
1. les femmes qui ont un **diabète** méconnu et que la grossesse va révéler
2. les femmes qui développent un diabète **uniquement à l'occasion de la grossesse**, trouble qui disparaît le plus souvent après la grossesse.

Les risques pour la mère et pour l'enfant se situent essentiellement dans la **période périnatale.**

- Risques pour l'enfant

Le glucose en excès chez la mère est transmis au fœtus en surplus. Cette réserve calorique excédentaire est stockée dans les organes de l'enfant, résultat : poids et croissance sont excessifs. C'est pourquoi la complication la plus fréquente est **la macrosomie** : un poids à la naissance trop important (supérieur à 4kg) et qui peut entraîner un accouchement difficile ou compliqué. D'autres complications pour l'enfant sont possibles comme :
- détresse respiratoire
- hyperglycémie néonatale
- risque de développer un diabète de type 2

- Risques pour la mère

Pour les mères, la complication la plus grave est la survenue d'**une pré-éclampsie** pouvant associer :
- prise de poids
- œdèmes
- hypertension artérielle
- accouchement par césarienne
- risque de développer un diabète de type 2 après la grossesse
- accouchement prématuré
- toxémie gravidique (complications rénales)

A long terme, les femmes ayant eu un diabète gestationnel ont un risque accru de développer un diabète non insulinodépendant (dans 15 à 60% des cas). Les enfants sont plus souvent atteints d'obésité, facteur de risque cardio-vasculaire et de diabète de type 2.

5. Complications du diabète

Les complications du diabète sont nombreuses et peuvent être sévères : infarctus du myocarde (10 à 15 % des infarctus surviennent chez les diabétiques), troubles de la vision (le diabète est la première cause de la rétinopathie : 10% ont une baisse d'acuité visuelle), cécité (2% des diabétiques sont aveugles), accident vasculaire (75 % des diabétiques meurent des complications de l'athérosclérose), neuropathies (le diabète est la première cause de l'insuffisance rénale : 10 % des personnes dialysées, atteintes d'une maladie rénale sévère, sont diabétiques), amputations (le diabète est la première cause d'amputation : 5 à 10 % des diabétiques sont ou seront amputés de l'orteil, du pied ou de la jambe)…

Ces complications aggravent le diabète et diminuent l'espérance de vie des personnes atteintes de cette maladie.
La majorité des complications liées au diabète peuvent être évitées, diminuées ou retardées si le diabète est dépisté et traité précocement et correctement.

6. Alimentation du diabétique

Le contrôle et la surveillance de l'alimentation sont fondamentaux pour un diabétique car l'alimentation représente un véritable traitement, au même titre que l'activité physique et la prise des médicaments.

En effet, *l'alimentation joue un rôle clé chez les personnes souffrant de cette maladie* ; la surveillance de l'alimentation permet d'éviter des modifications importantes de la glycémie et de prévenir l'apparition des complications du diabète (cardio-vasculaires, rénales, ophtalmiques ...). L'alimentation conseillée aux diabétiques est identique à celle recommandée à la majorité des personnes.
a- Prise en charge nutritionnelle d'un diabétique
- Ne pas faire des régimes sévères,
- Avoir une alimentation équilibrée et variée,
- Manger en quantité raisonnable
- Prendre l'avis d'un nutritionniste ou un diététicien, avec l'accord de son diabétologue
- Eviter la consommation isolée d'aliments riches en sucre

- Utiliser régulièrement le citron (limite les effets du dernier repas sur le taux de sucre sanguin, la glycémie; stimule la production d'acides digestifs et l'activité des muscles de l'estomac et élimine les toxines).
- Ne jamais consommer de morceau de sucre sauf lorsqu'une situation exceptionnelle le nécessite (hypoglycémie par exemple)
- Contrôler son poids : chez les patients diabétiques de type II, une perte de poids, quelle qu'elle soit, améliore la glycémie
- Rythme des repas : le fractionnement des repas est indispensable pour maintenir un bon équilibre de la glycémie
- Manger des légumes et fruits à tous les repas
- Consommer des féculents à chaque repas, celui du midi et du soir
- Associer légumes et féculents
- Eviter les produits riches en sucre
- Préférer les viandes maigres
- Manger du poisson au moins 2 ou 3 fois par semaine
- Faire un vrai petit déjeuner
- Boire de l'eau en quantité suffisante
- Eviter les boissons sucrées, grandes pourvoyeuses de sucre et les « B light »
- Diminuer la consommation de plats cuisinés

b- Les aliments à privilégier
- Les féculents : pain complet, pâtes, riz, semoule, pommes de terre, farine,
- Les légumineuses (lentilles, haricots, petits pois, lentilles)
- Les légumes verts et secs
- Les fruits : au moins un par jour
- Le poisson : au minimum 2 fois par semaine
- Les volailles
- Les huiles végétales plutôt que le beurre ou la crème
- Les plats cuisinés à la vapeur, en papillote ou grillés

c- Les aliments déconseillés
- Les sucres ayant un « index glycémique » élevé : sucre, bonbons, confiture, miel, pâtisserie, crème glacée, sorbet, pâte de fruit, crème de marrons, compote en boîte, laitage sucré, soda, sirop, jus de fruits (sauf s'ils sont sucrés avec un édulcorant)
- Les graisses animales : beurre, crème fraiche épaisse, saindoux, charcuterie, viande grasse, fromage, jaune d'œuf ...)
- Les aliments très salés (charcuterie, biscuit d'apéritif ...)
- Les fritures, les sauces...
- L'alcool

d- Schéma d'un régime pour diabétique

En règle générale, la répartition des repas dans la journée du diabétique se fera de la façon suivante :

1 - petit déjeuner (ex. lait écrémé, pain, un œuf, fruit frais) ;

2 - repas complet à midi (ex. viande maigre ou poisson ou légumes verts, avec pomme de terre ou pâtes, fruits frais) ;

3 - repas plus léger, le soir, avec éventuellement un goûter léger (ex. yaourt nature ou un fruit) à 16 heures.

La liste des aliments ci-dessous n'est pas du tout exhaustive ; elle indique les aliments à consommer à volonté (à gauche), ceux à consommer avec modération (au milieu) et les aliments à éviter (à droite).

Aliments à volonté	Aliments avec modération	Aliments à éviter
Brochette	Pain	Beurre
Crevettes	Huile d'arachide	Margarine
Poisson	Huile rouge	Fromage gras
Lait écrémé	Œuf entier	Sucre
Feuilles vertes	Riz	Canne à sucre
Gombo	Pâte d'arachides	Miel
Laitue	Farine de maïs	Lait concentré sucré
Haricot vert	Farine de mil	Confiture
Tomate	Farine de blé	Coca, fanta, djino…
Courgette	Banane plantain	Dattes
Poivron	Banane douce	Biscuit
Courge	Avocat	Bonbons
Aubergine	Orange	Crème glacée
Champignon	Mandarine	Chocolat
Chenilles	Mangue	Vin de palme
Piment	Papaye	Bière
Oignon	Ananas	Vins
Ail	Citron	
Crabes	Coco	
	Carotte	
	Navet	
	Sorgho	
	Tubercules	
	Haricots rouges et blancs	

Concernant particulièrement le diabète de type 2, l'alimentation joue un rôle clé chez les personnes souffrant de cette maladie. Elle doit permettre de combler les besoins nutritionnels, de contrôler le taux de glycémie et de lipides sanguins en plus de favoriser le maintien du poids santé et de prévenir les maladies cardiovasculaires. Voici donc 6 aliments à intégrer au menu en cas de ce type de diabète, en plus d'une alimentation saine et équilibrée et d'une activité physique régulière.

La poire

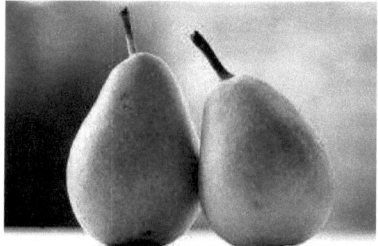

La haute teneur en fibres alimentaires de la poire aiderait à la diminution des risques de troubles cardiaques ainsi qu'à la régularisation du transit intestinal. Les fibres solubles contenues dans la poire retardent l'absorption du glucose dans l'intestin grêle, permettant ainsi un meilleur contrôle de la glycémie.

L'avocat

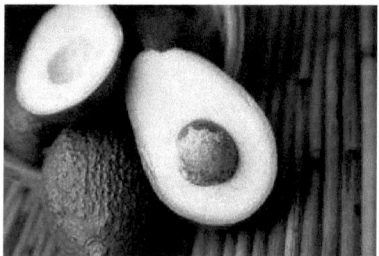

Une étude a permis de démontrer que l'avocat a une réelle incidence sur la diminution des lipides sanguins puisqu'il a un fort pouvoir antioxydant. Cela permet de prévenir les risques de maladies cardiovasculaires qui sont de 2 à 3 fois plus élevés chez une personne diabétique.

L'orge

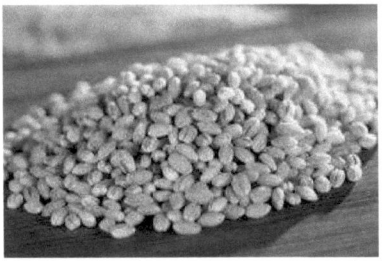

L'orge est un produit céréalier à grains entiers très nutritif, riche en fibres solubles et en vitamine E. Cette céréale constitue un antioxydant qui permet de lutter contre les dommages causés par les radicaux libres. La vitamine E favorise ainsi la prévention des risques de maladies cardiovasculaires, de certains cancers et d'autres maladies liées au vieillissement.

Le saumon

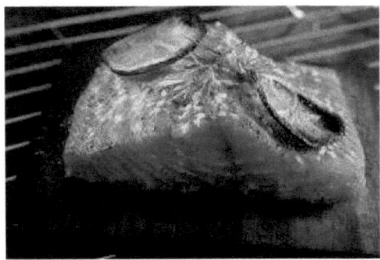

Excellente source d'oméga-3, le saumon est un poisson gras dont l'impact sur la diminution des risques de maladies cardiovasculaires a été démontré par de nombreuses études. Ce type d'acide gras aide à réduire la tension artérielle, les triglycérides sanguins et la formation de caillots de sang. Le saumon est également une excellente source de protéines complètes. Il est conseillé d'intégrer la protéine de poisson à son alimentation puisque celle-ci serait favorable à l'amélioration de la sensibilité à l'insuline.

Le brocoli

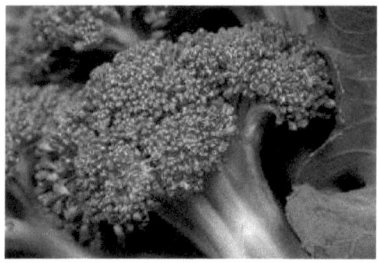

Légume de la famille des crucifères, à consommer cru ou légèrement cuit, le brocoli renferme beaucoup de vitamine C dont les propriétés préventives sur certains cancers ont été démontrées.

La consommation quotidienne de brocolis est liée à une plus faible concentration d'homocystéine, un acide aminé dont l'augmentation de la teneur est proportionnelle aux risques de maladies cardiovasculaires.

Deux de ses composantes, la lutéine et la zéaxanthine, ont des propriétés antioxydantes qui luttent également contre les troubles cardiovasculaires.

La patate douce

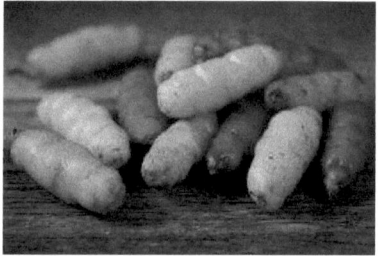

En plus de sa saveur exquise, la patate douce présente une teneur élevée en antioxydants, notamment grâce aux anthocyanines et aux caroténoïdes qu'elle contient. La patate douce de couleur pourpre serait particulièrement riche en anthocyanines, d'où sa coloration. D'ailleurs, plus la chair est foncée, plus sa concentration en antioxydants est forte. Cette composante permet de réduire l'oxydation du «mauvais» cholestérol, donc de prévenir les risques de maladies cardiovasculaires. La patate douce dont la pelure est blanche aurait pour effet de diminuer la résistance à l'insuline, ce qui favoriserait le contrôle de la glycémie. (Tiré de *PasseportSanté.net*, en ligne)

B- Etat des lieux sur le diabète au Gabon

1. Données générales

5% de la population gabonaise est concernée par le diabète, un chiffre qui ne cesse d'augmenter, et de façon exponentielle. Le pays figure parmi les trois d'Afrique subsaharienne les plus touchés. La population gabonaise reste, selon les données de la Fédération internationale du diabète (FID), très exposée à ce fléau. La tranche d'âge la plus touchée se situe entre 45 et 59 ans. On estime que quatre Gabonais meurent du diabète ou de ses conséquences toutes les six heures. (Tiré de : FAABO, "*Ensemble contre le diabète*", 2013, SEPEC- France, page 28*).*

Le Centre hospitalier de Libreville, qui enregistrait près de 2 300 cas, en compte maintenant 6 000.

D'après le Docteur Epigat, *le facteur numéro un de l'augmentation du diabète est l'urbanisation galopante. Beaucoup de gens ont abandonné le mode de vie traditionnel, avec le travail aux champs notamment. Ils mangent plus raffiné, sont plus sédentaires, se déplacent en voiture... Ces facteurs couplés avec le risque génétique participent à la multiplication des cas du diabète.*

Pour sa part, le diabétologue Eric Bayer du CHUL explique que ce sont surtout « *des raisons esthétiques et culturelles qui sont un frein à la prise en charge du diabète, l'embonpoint signifie que l'on est en bonne santé et que l'on n'a pas le Sida* ».

Enfin, le Gabon fait partie du *type alimentaire de la forêt* couvrant la zone climatique guinéenne équatoriale (Sierra Leone, Libéria, Sud de la Côte d'Ivoire, du Ghana, du Nigéria, du Cameroun, le Gabon, le Congo, la RDC...). L'aliment de base étant un tubercule ou un fruit farineux, l'apport en glucides est très important ; les besoins énergétiques sont à cet effet généralement couverts (H. AGBESSI DOS-SANTOS, M. DAMON, *Manuel de Nutrition africaine*, 1987, ACCT, IPD et Editions KARTHALA). Malheureusement, au repas traditionnel déjà très glucidique s'ajoutent des repas, pris hors domicile ou à domicile, très riches en sucre et matières grasses (gâteau et frites par exemple), de même que l'introduction de nombreux produits industrialisés très gras, salés et sucrés (exemple les chips) entraînant la modification des habitudes alimentaires et par conséquent, l'apparition des maladies non transmissibles comme le diabète et les maladies cardio-vasculaires.

2. Etude menée de juillet 2012 à janvier 2013.

Cette étude n'a pas seulement concerné les maladies cardiovasculaires au Gabon, elle a également porté sur le diabète dont le but était de nous faire une idée sur son ampleur, ses causes et les moyens de lutte contre cette maladie dans ce pays de l'Afrique centrale.

Les résultats de cette étude montrent que plus de 44% de personnes interrogées ont chacune au moins un proche ou un membre de la famille souffrant du diabète. Plus de 95% des professionnels de santé et 89% des non professionnels interrogés pensent que la cause principale du diabète au Gabon est la mauvaise alimentation (repas trop gras et/ou trop riche en sucrerie). La génétique (35% des professionnels et 22% des non professionnels), l'obésité (30% chez les professionnels et 6% chez les non professionnels) et la sédentarité (10% des professionnels de santé et 11% des non professionnels) viennent loin derrière comme étant des causes du diabète au Gabon.

Concernant les mesures préventives, les professionnels de la santé pensent que l'information et la sensibilisation constituent la principale mesure préventive (85%), viennent ensuite le dépistage précoce (45%), les mesures hygiéno-diététiques (25%) et l'activité physique (10%). Par contre, les non professionnels ont préconisé d'éviter les gras et la sucrerie (56%), de consommer les repas équilibrés (33%), de pratiquer le sport (17%), d'avoir une bonne hygiène de vie (11%) et de faire le dépistage précoce (10%).

Conclusion : Le diabète constitue un problème réel de santé publique au Gabon; en analysant ces résultats, nous constatons que les professionnels comme les non professionnels de santé ont une bonne connaissance des causes du diabète, et sont conscients de son ampleur. Toutefois, les différentes mesures à mettre en place pour lutter contre cette maladie sont plus ou moins les mêmes mais n'ont pas la même importance selon qu'il s'agisse des professionnels de la santé ou des non professionnels. D'où le rôle de l'Etat, par le truchement du Ministère de la Santé publique, de pouvoir définir une véritable politique de lutte contre le diabète grâce à une batterie de mesures simples, mais efficaces. L'implication de tous, de la base au sommet de la société, est plus que nécessaire pour réduire l'incidence du diabète au Gabon.

Auteur : Martin Mbavu

Chapitre 3 : Conseils nutritionnels

1. Introduction:

Hippocrate (400 ans avant Jésus-Christ), père de la médecine, a dit : « *La réalité c'est que le Tout Puissant a conçu notre organisme avec la capacité de se guérir tout seul s'il est correctement nourri* ». Il a ensuite poursuivi en disant : « *Que votre nourriture soit votre médicament, et que votre médicament soit votre nourriture* ».

Il ne s'agit pas ici de se nourrir de n'importe quoi et de n'importe quelle manière ; Hippocrate met l'accent sur le fait de bien manger afin d'être en bonne santé.

2. Bien manger, c'est quoi?

Bien manger c'est assurer notre santé par:
- un meilleur choix possible d'aliments tant par la qualité (variété) que la quantité;
- un changement des comportements alimentaires acquis depuis très longtemps;
- un comportement positif face aux aliments.

3. Que faire?

Les professionnels de la santé recommandent de:
- diminuer les gras;
- diminuer les sucres concentrés;
- augmenter les fibres alimentaires;
- ne pas manger à l'excès.

4. Comment réduire les gras?

- Enlever le gras visible de la viande et la peau du poulet;
- Diminuer la consommation de la viande;
- Remplacer du lait par du lait demi-écrémé (20%) ou écrémé;
- Diminuer la consommation de fromages gras (ayant plus de 20% de matières grasses);
- Diminuer les fritures (les frites et autres);
- Diminuer ou omettre la quantité de beurre sur le pain;
- Eviter les pâtisseries grasses;
- Diminuer la consommation des aliments contenant beaucoup de cholestérol tels que la viande, le beurre, la crème glacée, le fromage au lait entier, la margarine solide, le chocolat (52% de gras) ;

-Consommer les aliments pauvres en cholestérol: Olive et huile d'olive, arachide et beurre (pâte) d'arachide ; avocat (riche en acides gras Oméga 3) ; autres huiles végétales comme celles de tournesol, de soja, de sésame, de maïs, de coton, etc. Graines de tournesol et de sésame ainsi que des noix (amandes).

5. Comment réduire les sucres concentrés

- Diminuer la quantité de sucre dans le café, le thé pour arriver à les boire sans sucre ou à les remplacer par des tisanes;
- Grignoter des fruits, des légumes au lieu de croquer ou de sucer un bonbon par exemple;
- Remplacer les boissons sucrées par des jus de fruits naturels ou par de l'eau;
- Bien lire les étiquettes pour vérifier ce que l'on consomme;
- Cuisiner des desserts contenant peu de sucre;
- Remplacer le chocolat par un fruit naturel.

6. Les fibres alimentaires

Les fibres alimentaires sont des substances glucidiques non digestibles contenues dans les aliments.

a- Rôles
Elles favorisent l'élimination, aident à diminuer le taux de cholestérol sanguin, à manger lentement et à prolonger la sensation de non-faim. Leur présence dans les aliments retarde l'absorption des sucres; elles aideraient à diminuer le risque de cancer intestinal et celui de l'estomac.

b- Comment augmenter les fibres alimentaires
- Augmenter la consommation de fruits et de légumes frais (chou, carotte, tomate, …) crus ou croquants ainsi que des feuilles vertes (feuilles de manioc, épinards, amarantes (folon), feuilles de taro, etc.);
- Cuire du riz brun (entier).

7. Conseils pour bien manger afin d'assurer la bonne santé

Conseil n°1 : équilibrez votre assiette

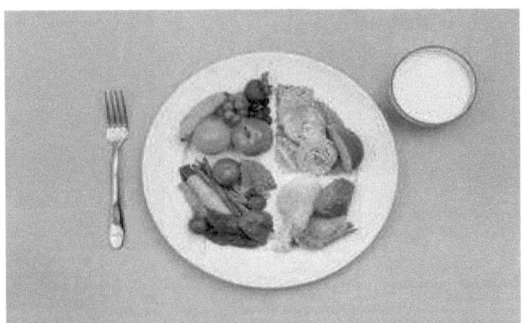

On recommande de remplir l'assiette: à moitié des fruits et légumes; à un quart du pain, des pâtes ou du riz complet, de la banane plantain, etc. et à un quart restant des protéines animales et végétales en évitant toutefois un excès de viandes rouges.

Conseil n°2 : choisissez les bons gras

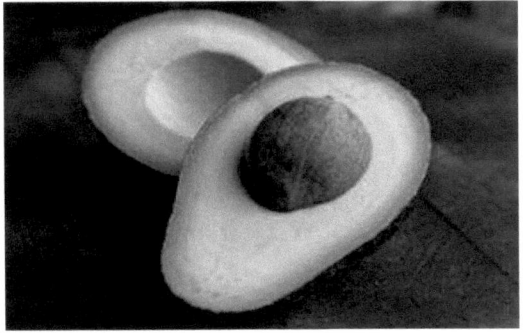

Vous retrouverez les bons acides gras dans le poisson, l'avocat, les graines, les noix, les huiles végétales et plus spécifiquement l'huile de colza (canola).

Conseil n°3 : Dites "non" aux boissons sucrées

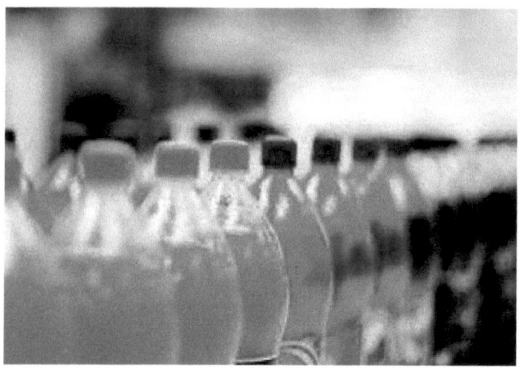

Ces boissons sont riches **en sucres rapides et en calories,** et prédisposent à la **surcharge pondérale** (excès de poids) à l'**Obésité** et au **Diabète.**
Privilégiez les boissons à mention « **100% jus de fruits frais** » et « **100% pur jus** ».

Conseil n°4 : Buvez suffisamment d'eau

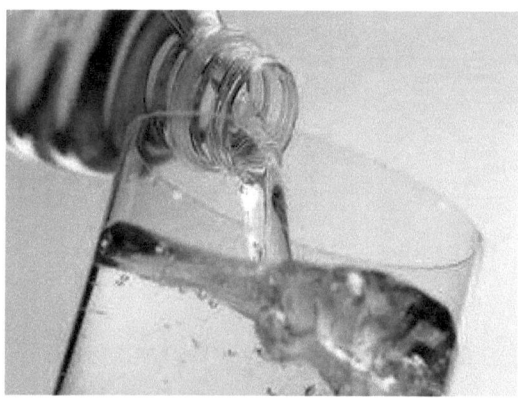

Il est conseillé de boire **1,5 à 2L** par jour**.**

Conseil n°5 : Ayez la main plus légère sur le sel

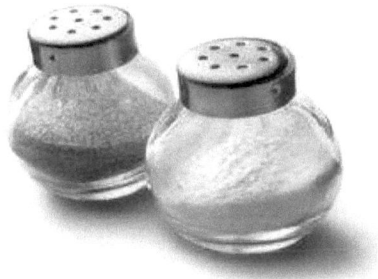

Les doses recommandées correspondent à **une cuillère à café de sel par jour.**

Conseil n°6 : Privilégiez une bonne alimentation aux compléments alimentaires

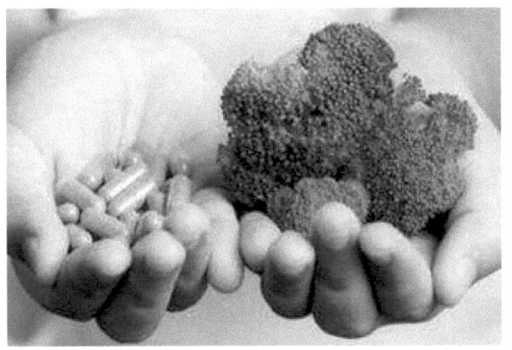

Conseil n°7 : Mangez quand vous avez faim

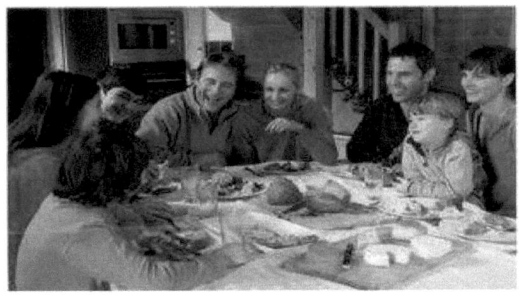

Favorisez les instants de partage de repas : la collectivité renforce le plaisir associé à la prise alimentaire. A défaut, évitez de manger en marchant, asseyez vous, si possible ailleurs qu'à votre bureau ou devant votre ordinateur.

Conseil n°8 : Ne faites pas l'impasse sur le petit-déjeuner

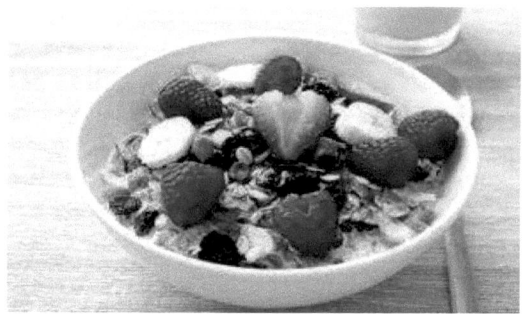

Le temps pris pour le petit déjeuner n'est pas un temps perdu. Le petit-déjeuner est le repas le plus important de la journée. Ce repas à part entière permet de limiter les grignotages intempestifs au cours de la matinée, les **hypoglycémies** avant le déjeuner et les baisses de vigilance qui en découlent.

Source : Passeportsante.net

8. L'arthrose et la diététique

L'arthrose est un rhumatisme chronique provoqué par l'usure douloureuse du cartilage. Cette maladie apparaît parfois avant 40 ans mais se généralise après 65 ans, et touche plus les femmes que les hommes. Genou, hanche et vertèbres sont les articulations principalement touchées.

D'après certaines recherches, la diététique anti-arthrose permet de lutter contre celle-ci ; voici donc une alimentation conseillée dans ce sens :

a. La cuisine à l'huile d'olive et de colza.

Riches en acides gras   Oméga-3, elles possèdent des propriétés anti-inflammatoires. Il faut aussi consommer   les poissons gras de haute mer (sardine, maquereau, hareng…), les légumineuses (petits pois, haricots, arachides, soja…) et les noix.

b. Les Fruits et légumes

Riches en calcium (tous les choux, les amandes, le sésame), en Vit C (les agrumes, le persil, les légumes verts), en potassium qui limite les fuites de calcium (ail, abricots, avocats, bananes, patate douce), en Vit D qui améliore l'absorption de calcium (foie, œuf, exposition de 10min/jour au soleil) et en Vit K (foie, légumes verts,…).

c. Le Gingembre

Cette épice lutte contre les processus inflammatoires dans l'organisme (elle réduit donc les douleurs) et elle agit comme un **puissant antioxydant**.

d. Les Coquillages et crustacés

Leur carapace contient de la chitine, une substance qui participe au maintien de l'intégrité du cartilage. Moules, huîtres, langoustes, crevettes… contiennent beaucoup d'antioxydants, parmi lesquels le Zinc et le Sélénium qui luttent contre la destruction du cartilage.

9. Les aliments qui font rajeunir

Vieillir   est un phénomène qui nous guète tous. Or, il s'avère que consommés régulièrement, certains aliments de base peuvent nous apporter le rajeunissement dont on rêve, plus naturels et moins risqués que de se tartiner de crème, de sérum, de lotion ou avaler des gélules douteuses dans l'espoir de repousser cet atroce signe du destin.

a. L'avocat

- Possède des qualités nécessaires aux fonctions rénales;
- Permet aux muscles faciaux de se relaxer et aux rides entre les sourcils et le front de s'estomper;

- Apporte les vitamines C, E et K freinent le relâchement des tissus et lissent même les fines ridules.

b. La patate douce
La patate douce, grâce à béta carotène, une provitamine très riche en composants antioxydants, repousse l'apparition des troubles de vieillesse liés à l'âge (relâchement, rides, ridules …).
En plus, contrairement à la pomme de terre, la patate douce ne fait pas grossir. Aucune raison de s'en priver donc.

c. La grenade
L'oxydation est un phénomène qui apparaît lorsque la peau est mal oxygénée. Du coup, le rythme de la régénération cellulaire et celui de la destruction des cellules n'est pas le même et la peau vieillit.
La consommation de jus de grenade augmenterait l'activité naturelle anti-oxydante de la peau en rétablissant un biorythme adéquat. Mieux oxygénée, la peau apparaît plus fraîche et par conséquent plus jeune.

d. Le Saumon
La richesse en Oméga 3 du saumon relance la régénération cellulaire. Le saumon contient les protéines qui stimulent la production de **collagène**, substance qui donne à la peau un aspect repulpé.
Il possède un puissant agent anti-âge qui lisse la peau et redonne la fermeté aux muscles faciaux.

e. Les petits pois
Grâce à certaines substances qu'ils contiennent, les petits pois renforcent les cellules de la peau et lui rendent **20% de plus d'élasticité** . Les petits pois sont également riches en vitamines A, qui éclaircissent la peau et réduisent la dilatation des pores.

f. L'ail
Ce condiment est un concentré de vitamines A, B et C et d'oligo-éléments dont le sélénium et le magnésium, qui, plein d'antioxydants, apportent de l'éclat à notre peau. C'est aussi un puissant antiseptique.

Source : Passeportsante.net

En guise de conclusion relative aux conseils nutritionnels en rapport avec les maladies cardio-vasculaires et le diabète, nous préconisons les habitudes alimentaires de type méditerranéen, reliées à une faible mortalité précoce résultant de ces maladies et une meilleure espérance de vie. Ces habitudes se résument ainsi:
- cuisine à l'huile : certaines margarines peuvent remplacer l'huile ; de même l'huile d'olive, de colza… sont meilleures.
- choisir des viandes maigres de préférence. Opter pour les grillades plutôt que les plats en sauce. Consommer beaucoup de légumes et de fruits.

QUESTIONS – REPONSES

Question 1 : **L'hypertension artérielle serait-elle héréditaire ?**

Réponse : Plusieurs facteurs de risques multiples expliquent l'origine de l'hypertension artérielle.

a- Avant tout, *l'aspect héréditaire* est indéniable. « Il y a effectivement des familles d'hypertendus, confirme le Dr Mourad. Plusieurs gènes ont été découverts comme favorisant l'apparition de l'hypertension. »

b- *L'origine ethnique* joue également un rôle : les noirs sont plus concernés par l'hypertension artérielle que les personnes à peau blanche. Il semble que leur organisme élimine moins bien le sel, favorisant ainsi la rétention d'eau.

c- *Le fameux sel* est-il aussi néfaste ? **Oui**. En excès, il est mauvais car il provoque de la rétention d'eau qui fait augmenter la pression artérielle. En outre, les reins, constatant que le sang contient trop de sel, va vouloir épurer encore plus. Pour ce faire, il ordonne au cœur de lui fournir plus de sang ; or pour accroître le débit, il faut augmenter la pression artérielle.

d- *Le tabac* est également extrêmement néfaste pour l'ensemble du système cardio-vasculaire. Il contribue lui aussi à l'apparition de l'athérosclérose et, d'une manière générale, au vieillissement prématuré des artères de vaisseaux sanguins.

e- *Le stress* est connu pour faire augmenter la pression artérielle. Alcool et café ont aussi une influence en tant qu'excitants.

f- *L'inévitable fait de vieillir* constitue également un facteur de risque. Avec l'âge, les artères deviennent moins souples, incitant ainsi le cœur à pomper plus fort, et par conséquent à augmenter la pression artérielle, pour faire parvenir le sang jusqu'aux organes.

g- *Environ 10% des cas* ont une cause bien déterminée. Elle peut apparaître avec les maladies rénales, par exemple.
- Plusieurs médicaments peuvent également être à son origine : antimigraineux, anti-inflammatoires, pilule réglisse, traitement à base de cortisone.
- Les hormones produites par les glandes surrénales, si elles se dérèglent, peuvent faire augmenter la pression artérielle.

Question 2 : **La prise à vie des médicaments contre l'hypertension artérielle n'a-t-elle pas des conséquences désastreuses pour le corps ? Si oui, que faire ?**

Réponse : L'hypertension artérielle est une maladie dont on ne guérit pas. C'est une affection chronique. Cependant, on peut la contrôler; pour cela, il faut d'abord mettre en place le bon traitement, c'est-à-dire le traitement adapté à votre cas. Il n'y a pas une hypertension mais des hypertendus. Un certain traitement peut être très efficace chez votre voisin et parfaitement inopérant chez vous. Le bon traitement est donc souvent découvert par tâtonnements. Ce qui signifie: patience !

Laissez le temps à votre médecin de trouver ce qui vous convient à vous. En cas de difficultés, n'hésitez pas à aller consulter un spécialiste mieux formé qu'un généraliste pour cette pathologie particulière, un cardiologue, un néphrologue ou un hypertensiologue (un spécialiste hospitalier qui soigne les hypertensions les plus rebelles).

Il n'existe pas un médicament miracle de l'hypertension. Pas encore !
Pour l'instant, les traitements sont, une fois sur deux, composés d'une association de plusieurs médicaments. Trouver la bonne association est une **opération** très technique.
Cela fait beaucoup de produits… et beaucoup de combinaisons possibles. C'est le rôle du médecin.

Mais, vous aussi, vous avez un rôle important à jouer : suivre votre traitement. Régulièrement. Pour être efficaces, les médicaments de l'hypertension doivent être pris régulièrement, durant toute la vie.

Si votre traitement vous gêne, parlez-en à votre médecin. Mais n'arrêtez pas de vous soigner !

Question 3 : L'ail et l'oignon diminuent-ils la tension artérielle ou permettent-ils de dégager les vaisseaux sanguins (en éliminant le cholestérol) ?
Réponse : A eux deux, l'ail et l'oignon représentent un vrai miracle pour le cœur. Ils réduisent la tension artérielle et protègent aussi du cancer. Parmi les aliments favorables contre l'hypertension artérielle on trouve également le persil; il est conseillé de consommer de l'ail et de l'oignon, ainsi que de la tisane de feuilles d'olivier.
Ces condiments permettent surtout de dégager les vaisseaux sanguins en brûlant les graisses dont le mauvais cholestérol est responsable de la formation des *plaques d'athéromes* qui peuvent boucher partiellement (le plus souvent) ou totalement une artère (surtout une artériole).

Question 4 : Quelles sont les causes de l'hypotension artérielle ?
Réponse : Description médicale

L'hypotension artérielle (ou basse pression) se caractérise par une pression trop faible du sang sur les parois artérielles. Avoir une pression sanguine plus basse que la moyenne ne constitue généralement pas un risque pour la santé à long terme. Au contraire, c'est plutôt le signe d'une bonne santé cardiovasculaire. En effet, les personnes qui ont une pression naturellement plus basse que la moyenne ont moins de risque de souffrir de troubles cardiovasculaires.

L'hypotension n'est pas considérée comme un problème, sauf lorsqu'elle s'accompagne de malaises : une faiblesse, des étourdissements ou même l'évanouissement (la syncope). En général, ces symptômes surviennent lorsque la mesure de la pression systolique - qui correspond à la période de contraction du cœur et des artères - descend sous le seuil des 90 mm Hg (millimètres de mercure) ou des 100 mm Hg, alors qu'elle est normalement de 120 mm Hg.

Chez la majorité des personnes, les symptômes de l'hypotension surviennent seulement à certaines occasions (après un repas ou lorsqu'on se lève rapidement, par exemple), mais ils peuvent aussi être chroniques. Environ un adulte sur vingt est aux prises avec des symptômes d'hypotension, et plus fréquemment des personnes âgées.

Causes

La pression sanguine est dépendante de plusieurs facteurs : la force de la pompe qu'est le cœur, la quantité de sang qui circule dans le corps et la largeur des petits vaisseaux sanguins périphériques. Tout ce qui cause de l'hypotension le fait en agissant sur l'un ou l'autre de ces facteurs. L'organisme contrôle la pression artérielle, à l'aide de petits senseurs nerveux - les barorécepteurs -, localisés dans les parois des principales artères du cou. Ces senseurs perçoivent la pression sanguine et transmettent cette information au cerveau par des influx nerveux « en temps réel ». Si la pression est trop basse, cela provoque une série de réactions réflexes pour rétablir une pression normale : réduire l'ouverture des petits vaisseaux sanguins, augmenter le rythme cardiaque, etc.

Les deux formes les plus fréquentes d'hypotension sont l'hypotension orthostatique et l'hypotension postprandiale.

- Dans le cas de l'**hypotension orthostatique**, la forme probablement expérimentée par chacun d'entre nous, la chute de tension se produit après qu'on se soit levé trop rapidement. Le sang, sous l'effet de la gravité, s'accumule alors dans les jambes, ce qui diminue temporairement la quantité de sang pompée par le cœur. Il s'ensuit une chute de pression qui normalement est corrigée par des réactions réflexes. Lorsque ces réactions réflexes ne sont pas assez rapides, la chute de pression est trop importante et est accompagnée d'étourdissements temporaires, voire d'un évanouissement.

- Dans le cas de l'**hypotension postprandiale**, les symptômes surviennent en raison de la baisse de la pression qui survient naturellement après chaque repas. Ce phénomène s'explique par le fait que le sang afflue au système digestif pour permettre de bien assimiler les nutriments.

L'hypotension peut aussi être causée par les situations suivantes :

- la prise de certains médicaments, tels que ceux prescrits pour l'hypertension (une dose trop élevée peut causer une hypotension), les antidépresseurs ou les tranquillisants.
- avoir un problème cardiaque comme de l'arythmie, une insuffisance cardiaque ou une compression du cœur.
- subir une perte excessive de sang attribuable à une hémorragie ou à une déshydratation grave (du fait d'une diarrhée grave, de vomissements ou de ne pas s'être suffisamment hydraté durant un effort physique).
- avoir des varices où le sang s'accumule lorsqu'on reste longtemps debout et immobile.
- avoir une réaction allergique grave (un choc anaphylactique).
- être atteint de certaines maladies chroniques, comme la **maladie d'Addison**, qui provoque un déséquilibre hormonal ou des maladies du système nerveux comme la neuropathie diabétique.
- subir un traumatisme ou des blessures graves à la tête.

Symptômes

- Une faiblesse.
- Des étourdissements.
- Des palpitations.
- Un évanouissement ou une syncope.

Personnes à risque

- Les personnes âgées.
- Les femmes enceintes.
- Les personnes souffrant de problèmes cardiaques.
- Les personnes ayant des varices.
- Les personnes atteintes du diabète.
- Les personnes souffrant de maladies du système nerveux comme la maladie de Parkinson et le syndrome de Guillain-Barré (neuropathie aiguë rare)
- Les personnes souffrant d'hypothyroïdie (non contrôlée par la médication) ou du syndrome de fatigue chronique.

Facteurs de risque

- Ne pas s'hydrater correctement durant, par exemple, la pratique intensive d'un sport ou dans un environnement très chaud.
- Consommer de l'alcool augmente le risque d'hypotension chez les personnes déjà affaiblies. L'alcool dilate les vaisseaux sanguins, ce qui réduit la pression sanguine. Dans une étude effectuée en 1992 sur 843 personnes âgées de plus de 60 ans, une consommation de plus de 20 ml par jour d'alcool favorisait l'hypotension orthostatique.
- La prise de médicaments comme les hypotenseurs, les diurétiques, les vasodilatateurs, les neuroleptiques, les anxiolytiques, les hypnotiques et les antidépresseurs.

- Certaines plantes médicinales ont pour effet indésirable de causer une baisse de la tension artérielle. Parmi celles-ci, mentionnons la griffe de chat, le gui et la marijuana. S'informer en cas de doute sur un produit.

L'usage de ces suppléments alimentaires à fortes doses peut entraîner de l'hypotension : la N-acétylcystéine (en conjonction avec la nitroglycérine), la quercétine et le potassium.

Prévention

Il n'existe pas réellement de moyen de prévenir l'hypotension. En revanche, les personnes qui en souffrent de manière occasionnelle peuvent prévenir de nouveaux épisodes en modifiant certaines habitudes de vie.

Boire de l'eau régulièrement. L'absorption de liquide stimule le système nerveux sympathique. Dans le cadre d'une étude, des chercheurs ont enregistré une augmentation de la pression systolique chez les participants environ une demi-heure après qu'ils ont bu un verre d'eau[2].

Limiter sa consommation d'alcool.

Porter des bas de soutien pour forcer le sang à remonter jusqu'au cœur, et ceci surtout pour les personnes qui ont des varices.

Faire bouger les orteils et contracter les muscles du mollet lorsqu'on doit rester en position debout immobile pendant un certain temps.

Manger de la nourriture légèrement plus salée. Le sel favorise la rétention de l'eau. Cela peut aider les personnes qui, habituellement, évitent la salière, mais il ne s'agit pas d'une recommandation générale. Consulter un nutritionniste avant d'augmenter sa consommation de sel.

Pour les personnes souffrant d'**hypotension orthostatique** : se lever avec précautions, étape par étape. S'étirer, puis s'asseoir quelques secondes sur le bord du lit avant de se lever.

Pour les personnes souffrant d'**hypotension postprandiale** : être plus actif avant qu'après les repas et, pourquoi pas, faire une sieste après les repas. Éviter les repas trop copieux et riches en sucre.

Question 5 : Est-ce que l'hémiplégie chez une personne hypertendue est due à une hypertension ?

Réponse : La cause la plus fréquente de l'hémiplégie est l'accident vasculaire cérébral (AVC) et non l'hypertension artérielle. L'hypertension artérielle est l'un des facteurs qui favorisent l'AVC. Les traumatismes peuvent également causer des hémiplégies brutales et immédiates. Par contre, les hémiplégies qui surviennent plus progressivement sont elles causées par des tumeurs cérébrales, des infections (abcès cérébral et encéphalites).

Question 6 : Est-ce que le mal d'estomac est une maladie cardio-vasculaire ?
Réponse : Non.

Question 7 : Lorsqu'on a un surpoids et que l'on ressent des douleurs aux jambes (qui, parfois, s'enflent), est-ce une des maladies cardio-vasculaires ?
Réponse : En général le surpoids peut faire en sorte que les jambes s'enflent si on reste assis au même endroit pendant plusieurs heures (par gravité terrestre, l'eau du corps aura tendance à venir s'accumuler au niveau des pieds). Les douleurs ressenties sont la conséquence de cette accumulation d'eau au niveau des pieds et du poids qu'exerce tout le corps sur les genoux et les pieds.

Question 8 : Peut-on attraper une maladie cardio-vasculaire ou le diabète en touchant une personne qui en souffre ou en mangeant dans la même assiette qu'elle ?
Réponse : Les Maladies cardio-vasculaires et le diabète sont appelés **maladies non transmissibles.** On ne peut donc pas attraper ces maladies à travers des contacts quotidiens qu'on peut avoir avec quelqu'un qui en souffre.

BIBLIOGRAPHIE

1. Anaïs Lhôte – PasseportSanté.net, Le point sur le diabète avec le Dr Huet, diabétologue, 2009.

2. Bertrand E. et al. *Urgences cardiovasculaires en Afrique Subsaharienne = Cardiovascular emergencies in Subsaharan Africa.* (en ligne)

3. Centre des médias de l'OMS, *Maladies cardio-vasculaires,* septembre 2011 (en ligne)

4. Combris P, Amiot-Carlin M-J, Caillavet F, Causse M, Dallongeville J, Padilla M, Renard C, Soler L-G. Série Expertise collective. *Les fruits et légumes dans l'alimentation. Enjeux et déterminants de la consommation.* Ed. Éditeur Quae, Versailles. 2008

5. Edgar Brice Ngoungou et al. *Prévalence des affections cardiovasculaires en population générale au Gabon,* 2012 (en ligne)

6. FAABO, E*nsemble contre le Diabète,* sous la direction du Docteur Pascale Lefèvre, SEPEC – France, 93 pages, 2013.

7. Fédération Internationale du diabète, *Diabète,* 1999, 6 pages.

8. Ghislaine HOCHBERG, *Maladies chroniques en Afrique, cas particulier du diabète,* DELF- OFFDIAB, 2006.

9. H. AGBESSI DOS-SANTOS, M. DAMON, *Manuel de Nutrition africaine,* 1987, ACCT, IPD et Editions KARTHALA.

10. Haute autorité en santé, *Prise en charge des patients adultes atteints d'hypertension artérielle essentielle- recommandations.* Actualisation 2005

11. http://santemedecine.commentcamarche.net/contents/diabete/03_les_complication s_du_diabete

12. Hélène BARIBEAU, *Les bonnes attitudes et habitudes à adopter pour un poids santé, 40 pages,* 2012.

13. Jean-Marc DUPUIS, *La Lettre Santé Nature Innovation,* Janvier 2015.

14. M .P. NTYONGA-PONO, C. NGUEMY-MBINA, *Le diabète sucré à Libreville: Prévalence et perspectives,* Médecine d'Afrique noire : 1996, 43 (7)

15. Matthias RATH, *Pourquoi les animaux n'ont pas d'attaque cardiaque… mais les hommes, si,* 2006 (livre mis en ligne).

16. Observatoire de la santé de Martinique, *Les maladies cardiovasculaires,* 2008.

17. OMS, *Aide-mémoire N°312,* Septembre 2011 (en ligne).

18. OMS, *Prévention et contrôle du diabète : Une stratégie pour la région africaine de l'OMS.*2007.

19. Passeportsante.net

20. Thérèse DUVAL, *La planification de vos repas pour une meilleure alimentation,* 1991, 88 pages, Ed. SCOLARIS.

21. Zoubaïr KALLAL, *Cours de Pléthore et Nutrition,* Université Senghor, Promotion 1992-1994.

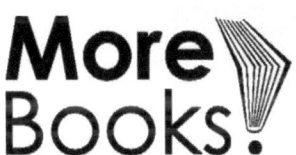
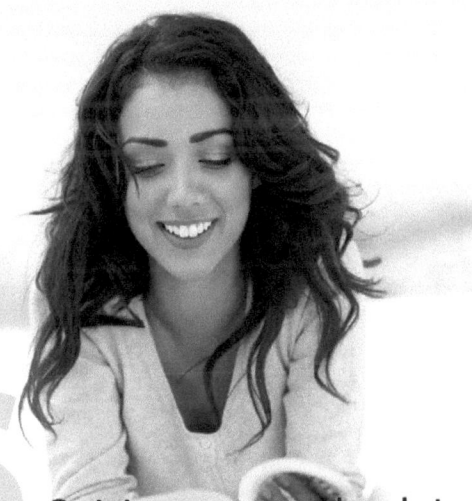
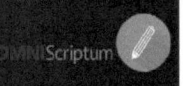

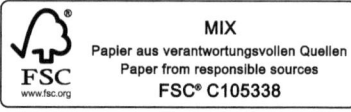